やせる、不調が消える

読む冷えとり

石原新菜

はじめに

「手足が一年じゅう冷たい」
「足が冷えて、夜なかなか眠れない」
「冷房にあたると具合が悪くなる」
そんな「冷え」症状に悩んでいる女性は少なくありません。

実際、女性は「冷え性」の人が多いものですが、
冷えは万病のもと。
便秘や肌荒れ、生理痛、肩こり、頭痛、腰痛など、
病院に行くほどではないちょっとした不調は、
実は冷えが原因となって起こっている可能性があります。

また、体が冷えていると基礎代謝が下がり、
食事を減らしても太りやすくなってしまいます。

忙しい毎日でストレスフル、
薄着でのおしゃれ、体を締めつける補整下着やストッキング、
冷たいドリンクやビール、甘いスイーツやフルーツ……

いまの女性の生活は、冷えやすいことばかり。

だからこそ、「冷えとり」。
ちょっとした運動や食生活、入浴法などで
体をあたためることが大切なのです。

冷えとりで体があたたまった結果、

「やせた」「肌がきれいになった」「不調が軽くなった」

「婦人科系の悩みがなくなった」「気分が前向きになった」

という声がたくさん寄せられています。

私自身も体のトラブルが解消し、10kgやせて、
冷えとりの効果を、身をもって実感しました。

毎日をハッピーに暮らせる「冷えとり生活」、
さっそく始めてみませんか?

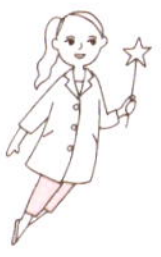

石原新菜

冷えとりーなの冷え冷え毎日

病気ではないけれど、なんとなくだるくて肩こりや肌荒れなどいつも不調を感じている女子の1日をウォッチ。あなたも身に覚えはありませんか？

朝

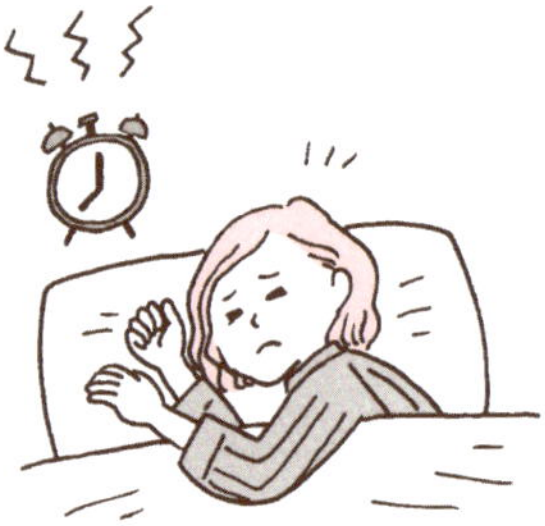

7:00

目覚まし時計に起こされる。まだ眠い……

眠くてたまらないけれど、目覚まし音でなんとか起床。スッキリとはほど遠い目覚め。

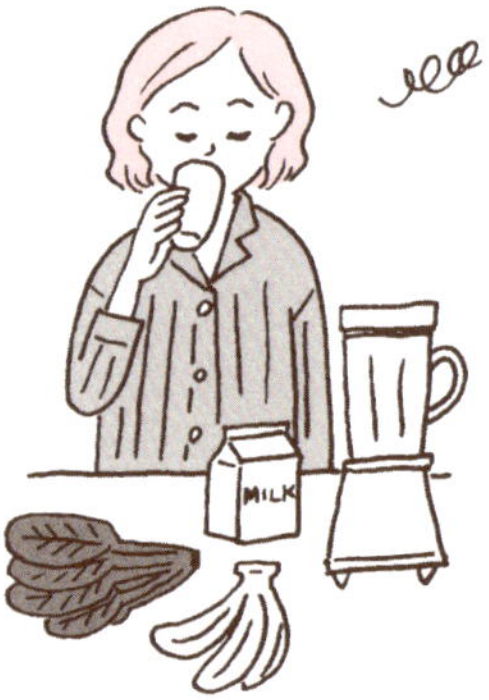

7:30

朝食は美容＆ダイエットのためグリーンスムージー

時間はないけれど美容のため、青菜とバナナと牛乳でグリーンスムージーを手作り。

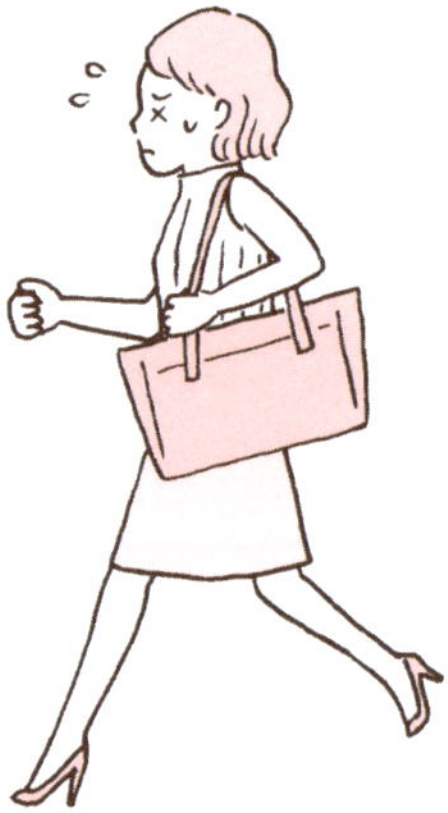

8:00

メイク＆着がえてあわててオフィスへ

急がなきゃ！　焦りつつ、ヒール靴をはいて家を出発。あっ、カーディガン忘れた！

運動は苦手！甘いものもお酒も大好き

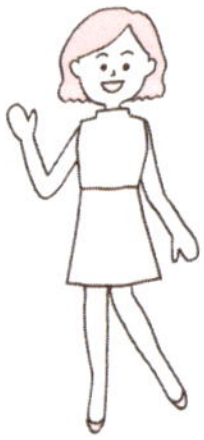

冷えとりーな

本名・冷戸《ひえと》りな。29才、一人暮らし。仕事もおしゃれもがんばる働き女子。最近疲れぎみ＆やせないのが悩み。

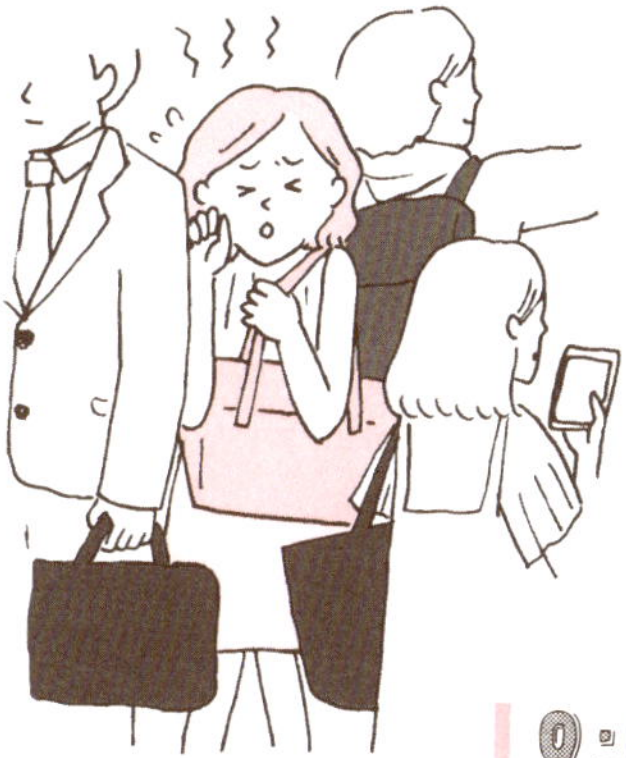

8:30

満員電車で朝からストレスフル

いつものように満員電車に乗って会社へ。すし詰めの車内にストレスマックス！

9:00

オフィスで仕事スタート夏なのに寒い……

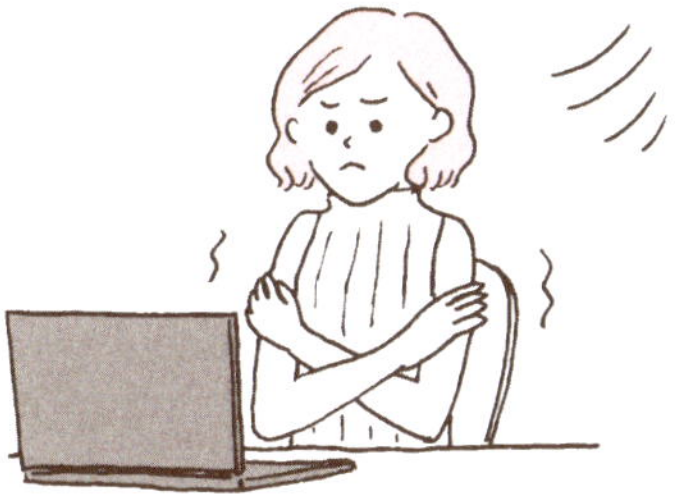

会社に到着＆始業。オフィスは冷房の効きすぎで南極状態。カーディガン忘れが痛恨。

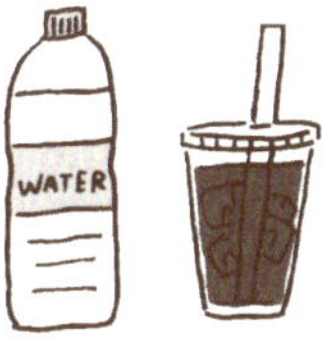

10:00

コーヒーで一息。ミネラルウォーターで水分補給も欠かさず

デスクワーク中も常に水分補給しないとね。気分転換にはアイスコーヒーが最高♪

昼

12:00

ランチは糖質抜きでサラダ＆フルーツ

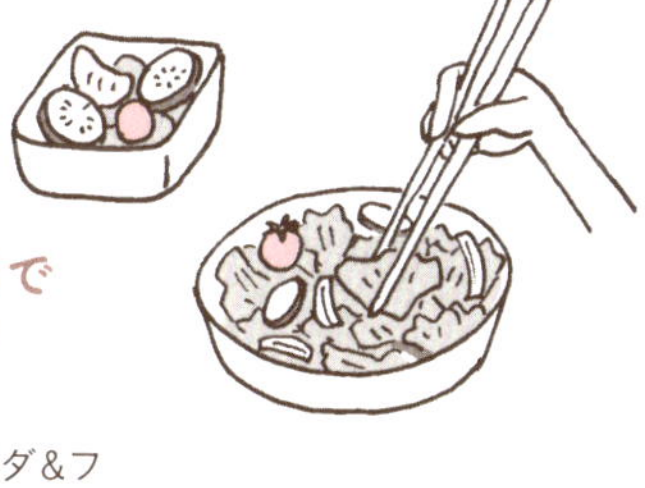

昼食はコンビニでサラダ＆フルーツ。ダイエット中なので、ごはんやパンはなし。

夜

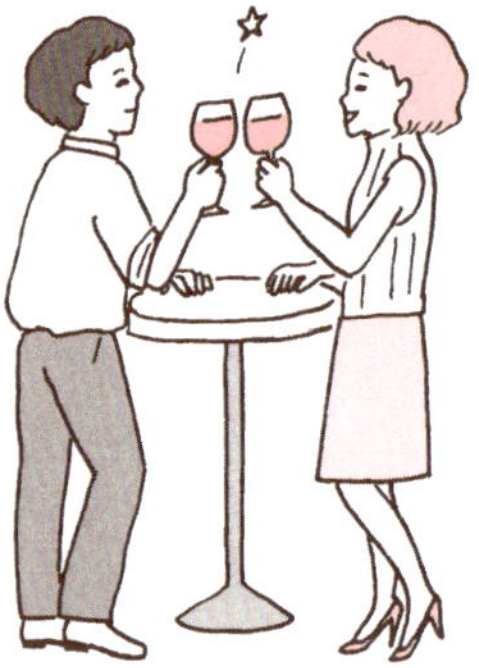

19:30

今日もお疲れ！ 仕事帰りにワインバーへ

帰りは行きつけのワインバーへ。カレと冷えた白ワインでカンパイ！ デザートはアイス。

23:00

家に帰ったら シャワーでスッキリ

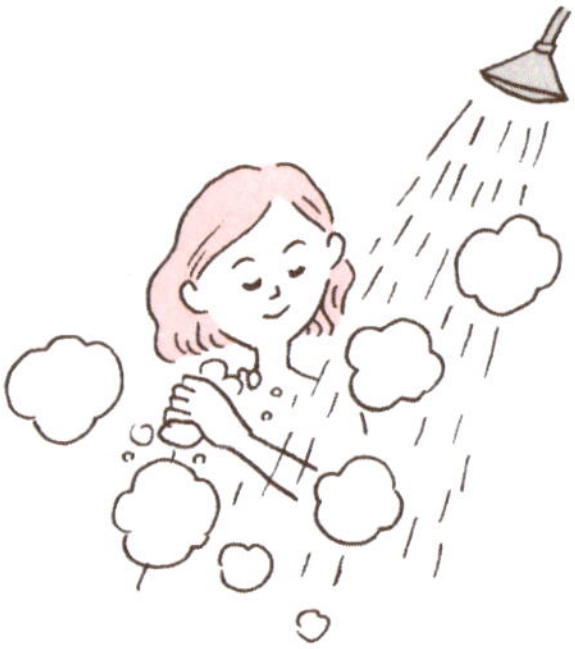

家に帰ったらシャワー。水をためるのも面倒だし、湯ぶねにつかるのは週末だけ。

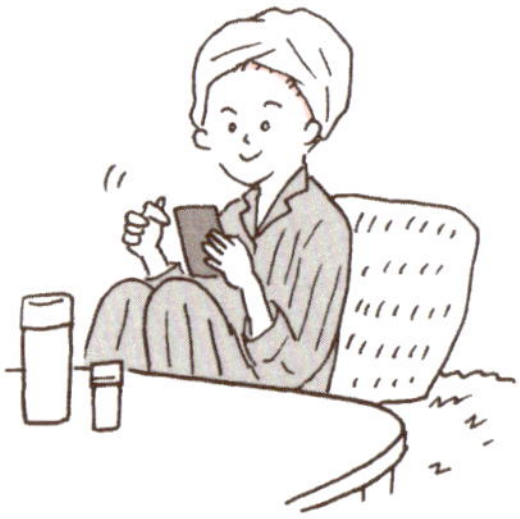

0:00

スマホでSNSチェック。 ネットサーフィンが止まらない

寝る前はゴロゴロしながらスマホタイム。ポチッと衝動買いして後悔することも。

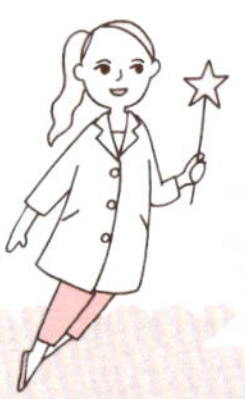

冷える生活 あなたも していませんか？

うーん、冷える習慣がいっぱいですね。似たような生活を送っている人も多いのでは？ 不調を解消するには食事、運動、入浴などすべてに見直しが必要です！

1:30

気がつけば こんな時間!! もう寝ないと……

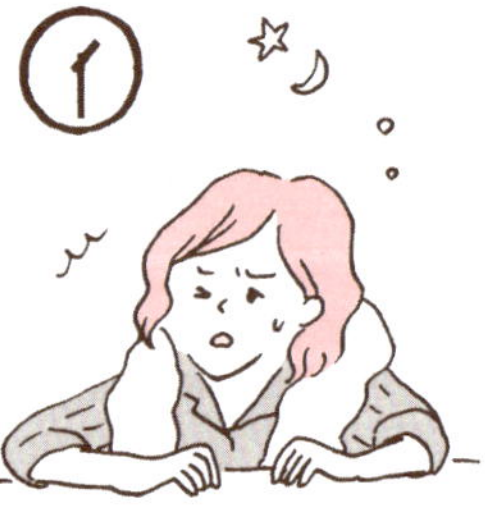

わ！ 明日（というか今日）も仕事だから早く寝なきゃ。でも目が冴えて眠れない！

あなたの冷え冷え度をCHECK!

実は気づかないうちに冷えているかも!?
当てはまるものにチェックしてみましょう

- □ おなかが冷たい
- □ 体温が36.5度未満
- □ 赤ら顔
- □ 目の下にクマができている
- □ 頭痛がある
- □ 鼻の頭が赤い
- □ 歯ぐきが黒ずんでいる
- □ 手足がいつも冷たい
- □ 手足がほてっている
- □ 青あざができやすい
- □ 汗をかきやすい
- □ 痔になりやすい

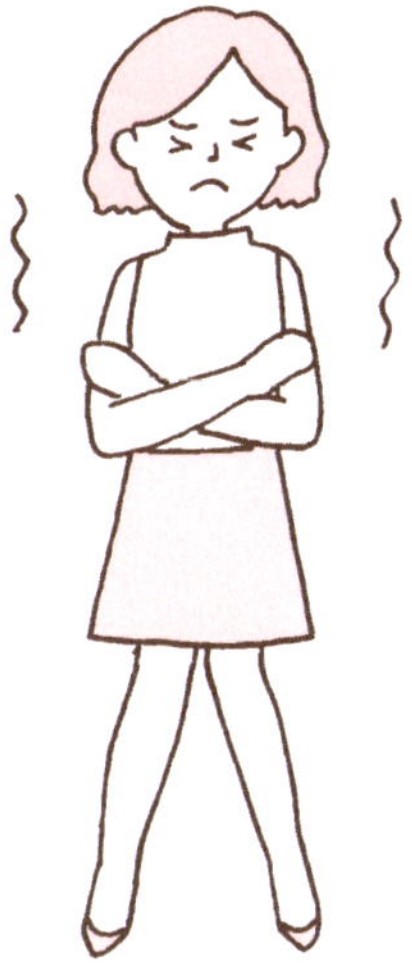

CHECKが 8個以上の人は

冷え冷え度100%。完全に冷えきっています。体をあたためる食品をとる、湯ぶねにつかる、運動するなど、生活全体を見直す必要あり。

CHECKが 5〜7個以上の人は

冷え冷え度70%。このままでは病気にかかりやすい体に。腹巻き（p.110）など冷えとりアイテムも活用して、あたため習慣を少しずつふやして。

CHECKが 4個以下の人は

冷え冷え度50%。もしたまに不調を感じるなら、冷えが原因かも。生活面ですでに気をつけている人はLesson1の運動をとり入れると○。

冷えとりドクター・ニーナ先生の波瀾万丈ストーリー

今でこそ美人女医としてメディアで引っぱりだこのニーナ先生ですが、この健康的な美しさを手にするまでの道のりは険しいものでした。

誕生

冷えとりの大家である父とスイス人の母の長女として生まれる

父は冷えとりで有名な医師・石原結實先生。四人姉妹の長女として生まれる。幼いころはスイスで暮らす。

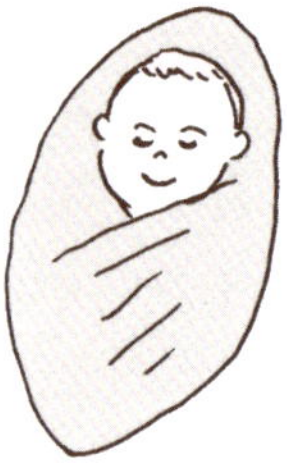

0～10才

生後6カ月からにんじんりんごジュースを飲んで育つ

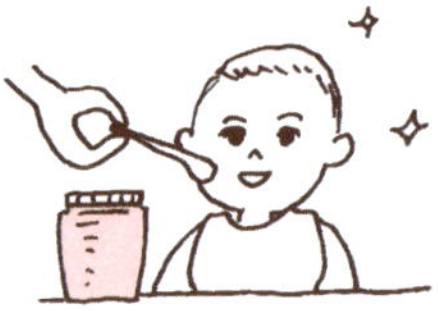

離乳食で初めてにんじんりんごジュースを飲む。それからは毎日のように飲んで育つ。

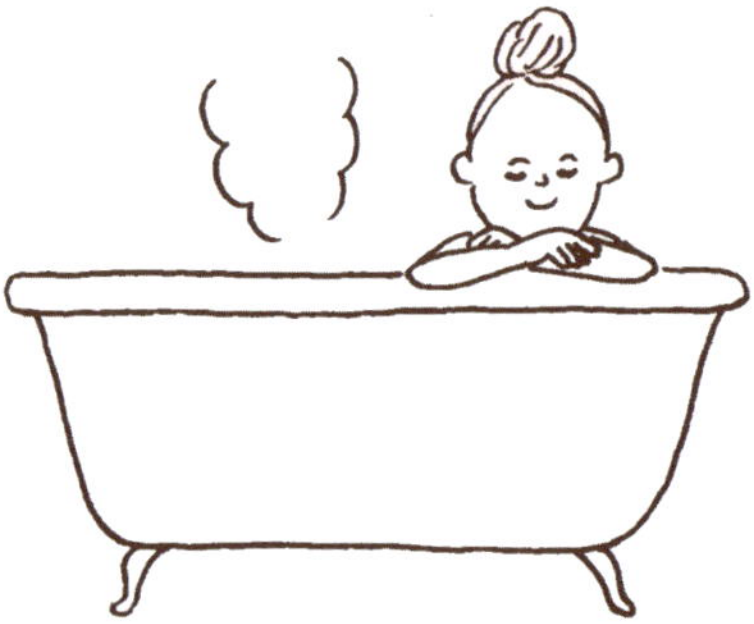

毎日きちんとおふろに入るように言われる

どんなに疲れていても、湯ぶねにつかることは絶対的ルール。スパルタ冷えとり教育がスタート!?

私の冷えとり的生い立ちです

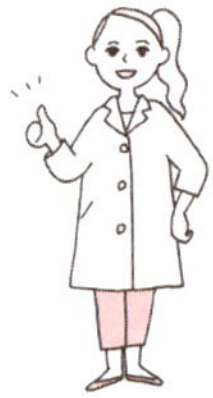

ニーナ先生

本名・石原新菜。医師。父・石原結實先生のクリニックで父とともに漢方治療・生活指導を行う。

10 ～ 20 代

小学校時代

父からうるさく言われて運動をする毎日

「とにかく運動するように」と父から言われ、陸上やバドミントン、水泳などをつづける。

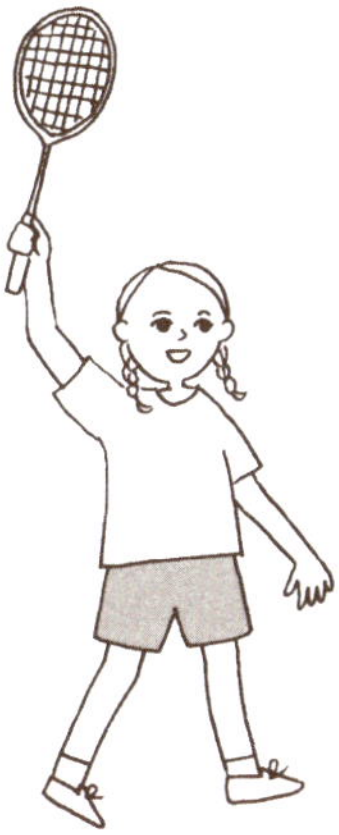

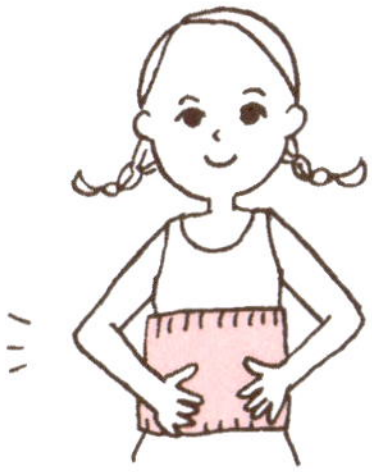

腹巻きは常に着用

「下着は着けなくても腹巻きだけは忘れるな」と父から言われ、腹巻きを着用。

中学校時代

「にんじんりんごジュースは飲みたくない」とプチ反抗

「朝食は食べなくていいから飲め」と言われていたけれど、朝は眠くて「飲みたくない」と反抗。

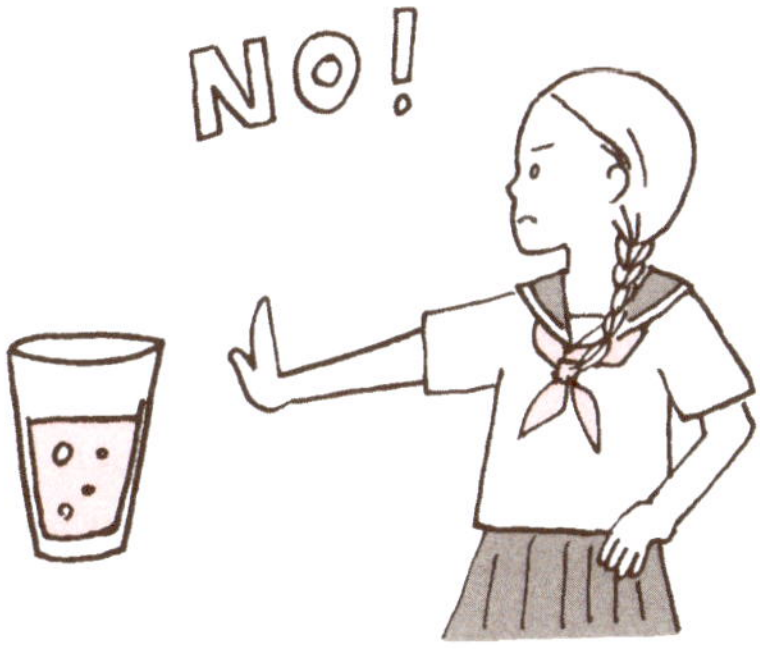

高校時代

医学部を目指すも撃沈

医学部を目指したけれど、残念ながら現役では不合格。静岡から上京し、予備校通いをすることに。

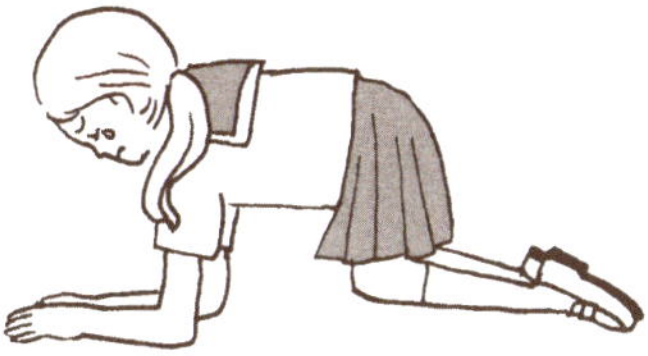

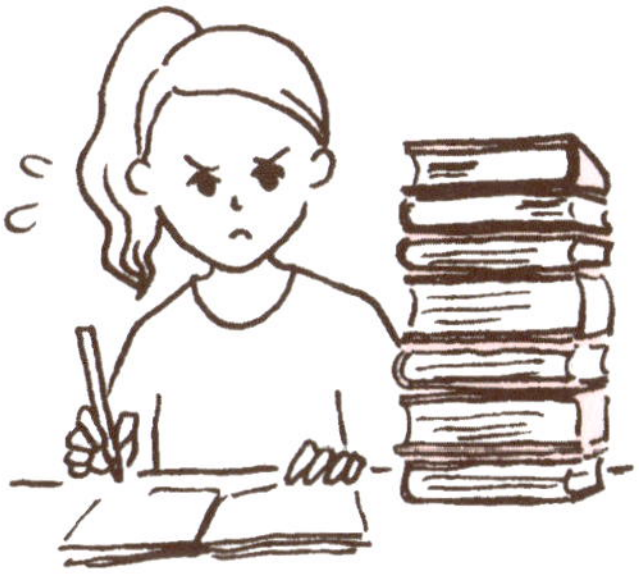

浪人時代

一人暮らしスタート 朝から晩まで勉強漬け

一人暮らしで朝から晩まで勉強漬け。にんじんりんごジュースを飲まない生活に。

父から大量の腹巻きが！

父に相談したら、大量の腹巻きが届いた！食生活や入浴の指導も。

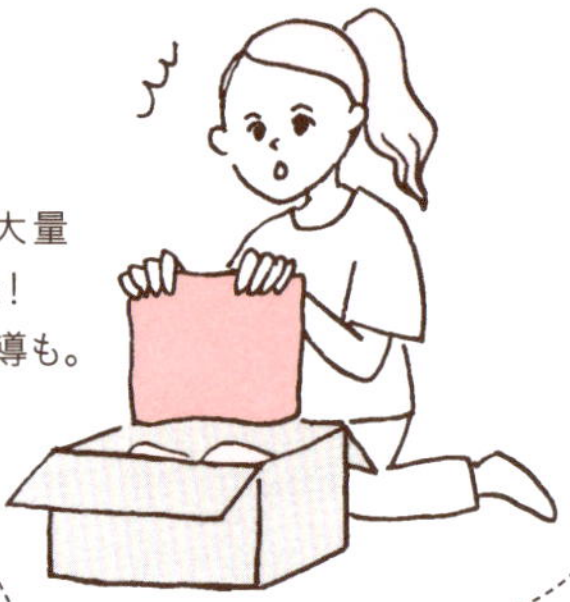

大学時代

不規則な生活に体重が10kg増。体のトラブル続出

勉強に忙しく、おふろに入らず、コーヒー＆ビールをがぶ飲み。体重はふえ、肌荒れも。

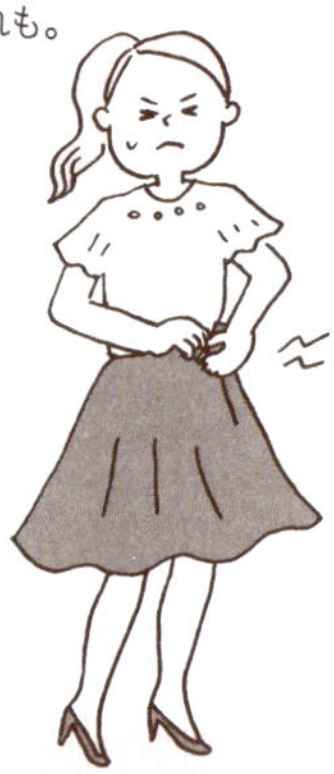

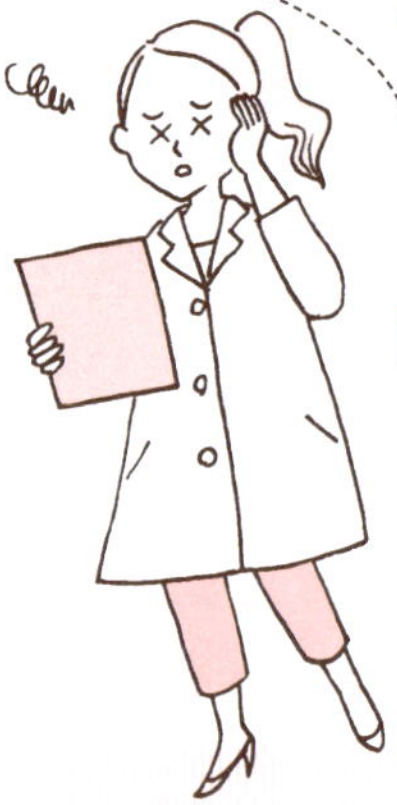

研修医時代

36時間勤務が週3回……生理がストップ

36時間勤務が週3回という激務。ハードな毎日に、生理が止まってしまった！

20 ～ 30 代

国家試験合格同時に入籍！

国家試験に向けて猛勉強。生活は相変わらず不規則。合格と同時に入籍したものの……。

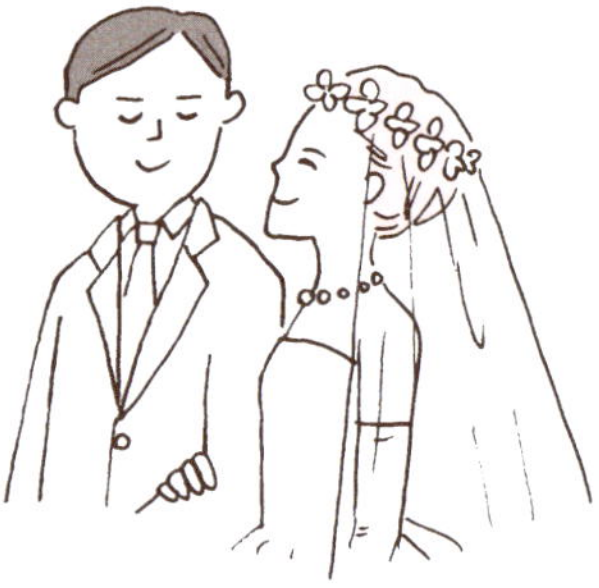

生活改善の末、半年後に生理が再開

おふろに毎日つかり、運動をし、食生活をととのえたら、半年ほどで生理が戻りホッ。

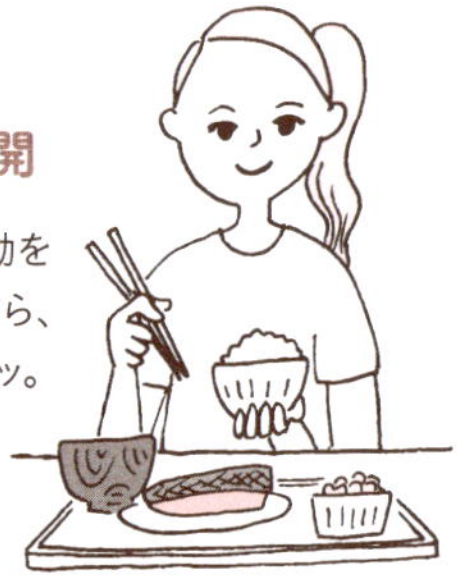

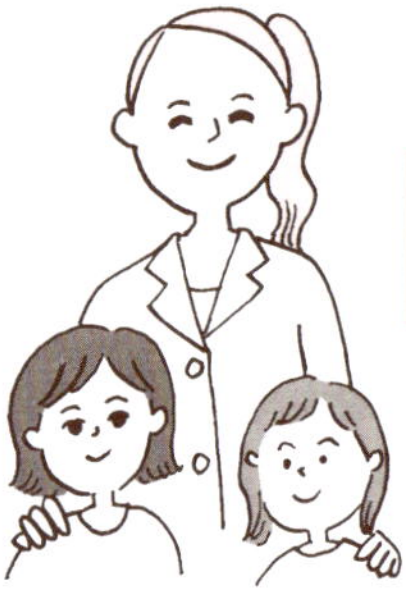

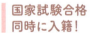

28才で長女、30才で次女を出産 父のもとで漢方の勉強

医師3年目で長女を出産。父のそばで勉強しながら、2年後に次女を出産。子どもたちも腹巻きを着けています。

冷えとりで万事解決！

ニーナ先生の冷えとり5カ条

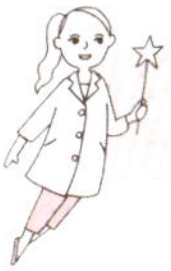

冷えとりの大切さを、身をもって実感したニーナ先生。
健康と美容の基本にもなるポイントとは？

その1

「万病一元、血液の汚れから生ず」すべては血液をきれいにすることから

「血液が汚れているといろいろな病気になる」というのが漢方の考え方。体の不調を解消するには、体をあたためてきれいな血液をめぐらせることが大切です。

その2

「一日一汗」体温が1度上がれば、免疫力アップ＆やせる

体温が1度上がると免疫力は一時的に5〜6倍上がり、病気になりにくい体に。基礎代謝も約12％アップ、やせやすくなります。運動や入浴で1日に一度は汗をかき、体温を上げて。

その3

「頭寒足熱」下半身は常にあたためよう

下半身は子宮や卵巣など女性にとっては大切な臓器がたくさんある場所。腹巻きやスパッツなどをプラスして、こたつのように下半身をいつもあたたかくするのが理想です。

その4

「筋肉は体をあたためる」自家発電装置

体重の約40％を占める筋肉を動かすと、熱がつくられて体温が上がります。体をあたためる方法としては、運動がいちばん手っとり早く効率的なのです。

その5

「食べすぎない」腹六分目の食生活でいつも快調！

食べすぎると体の中に老廃物がたまり、免疫力が低下します。美容と健康のためには、食事は腹六分目以下、朝はにんじんりんごジュース（p.49）がおすすめです。

もくじ

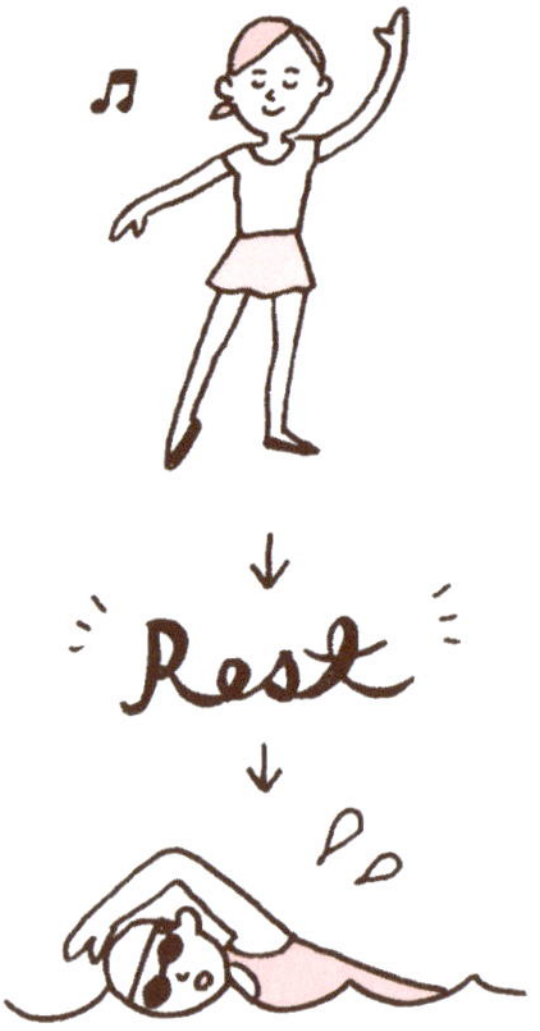

Lesson 1 「運動」で発熱ボディをつくる

Lesson 2

「食」で体の中からポカポカに

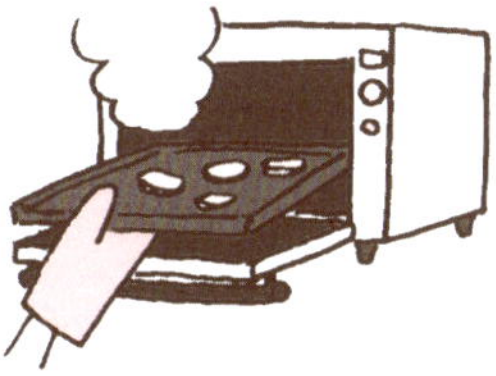

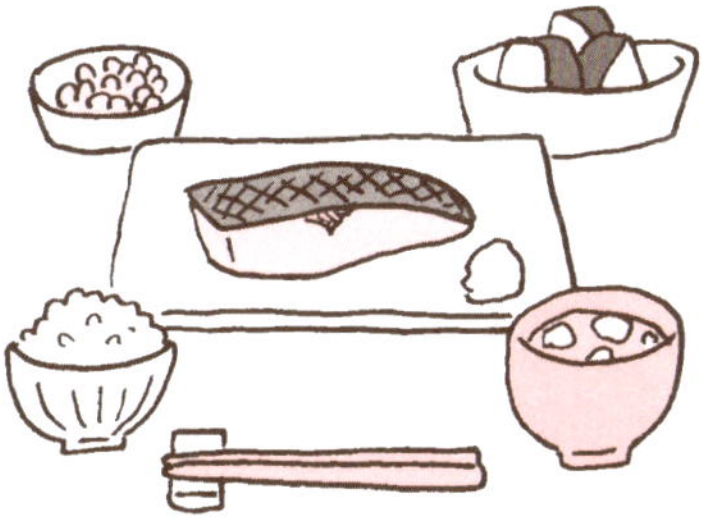

Lesson 3 体の芯からあたたまる「おふろ」

Lesson 4 一年じゅう愛用したい「あたためアイテム」

Lesson 5

症状別お悩み相談室

Column どっちを選ぶ!? 冷えとりクイズ

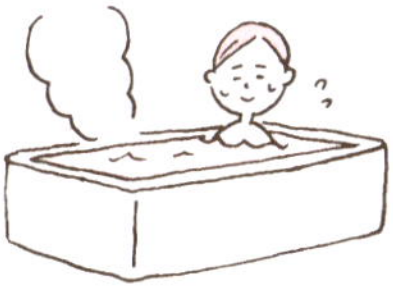

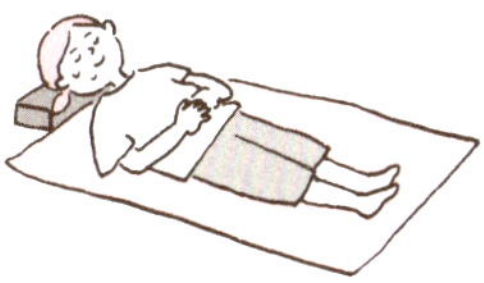

この本の有効な使い方

基本的な冷えとり術を中心に、体の悩み別、季節別の冷え対策、クイズなども。気になるところからめくって即実践してみて！

Lesson 1～4

運動、食、おふろ、アイテム……

自分に必要な冷えとり術を手に入れましょう

どこから読んでもOK！

運動や食生活など、今すぐ実践できる冷えとり術を章ごとに紹介。時間がないときは、右ページのポイントだけでも目を通して。

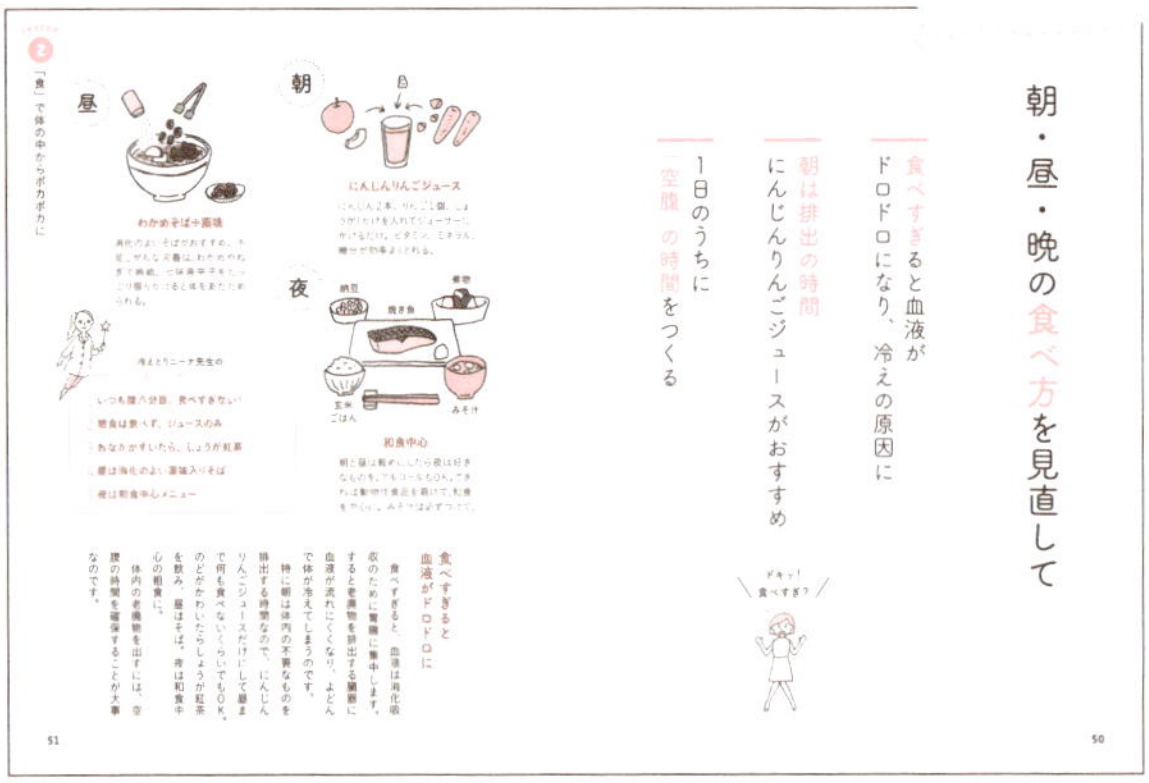

朝・昼・晩の食べ方を見直して
食べすぎると血液がドロドロになり、冷えの原因に
朝は排出の時間 にんじんりんごジュースがおすすめ
1日のうちに空腹の時間をつくる
朝
にんじんりんごジュース
昼
わかめそば＋漬物
夜
和食中心

Lesson 5

症状別お悩み相談室

気になる自分の不調を解決できます

気になるトラブルが解消！

冷えが原因で起こる不調について症状別に解説。症状を引き起こすメカニズムに加えて、改善方法やおすすめ漢方薬をお伝えします。

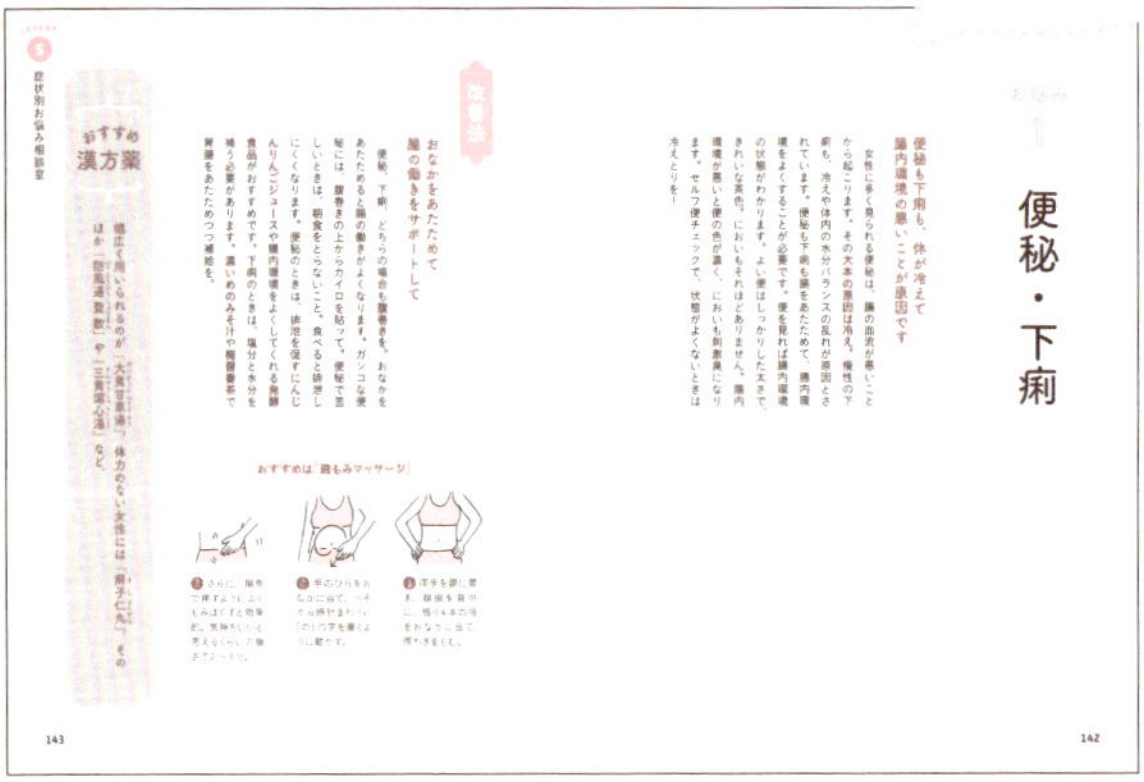

季節別講習

冬、春、夏と季節ごとに気をつけたい冷えとりポイントを解説！

それぞれの季節に合わせた冷えとりのコツを、イラストやマンガでわかりやすく説明します。その季節ならではの悩みにもお答え。

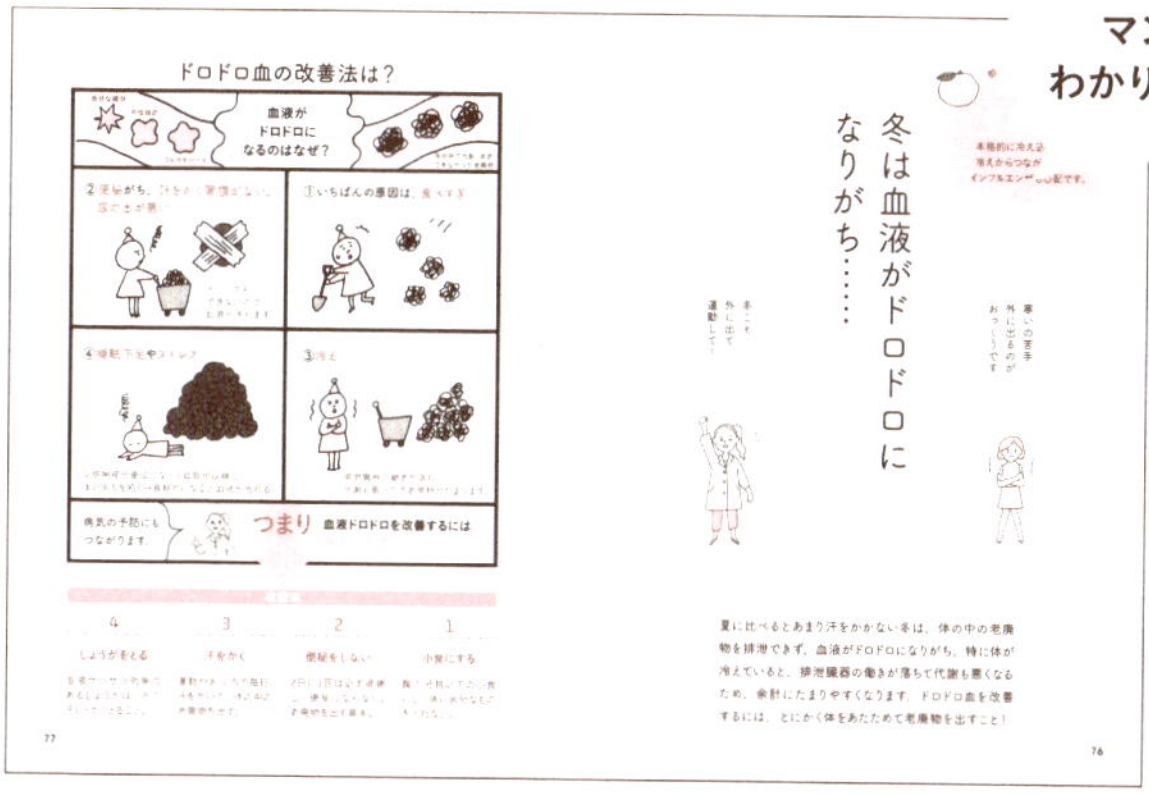

マンガでわかりやすい！

クイズ

知っておきたい冷えとりの常識を一問一答で学びます

体にいいと思っていた習慣が、冷えとり的にはNGだった……!? クイズ形式で、冷えとりの常識&非常識が楽しく身につきます。

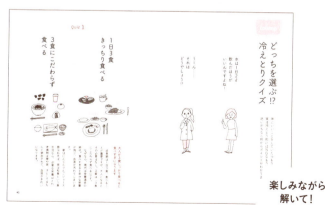

楽しみながら解いて！

Lesson 1

「運動」で発熱ボディをつくる

体をあたためるのに
いちばん手っとり早いのは
何より「体を動かす」ことなんです！

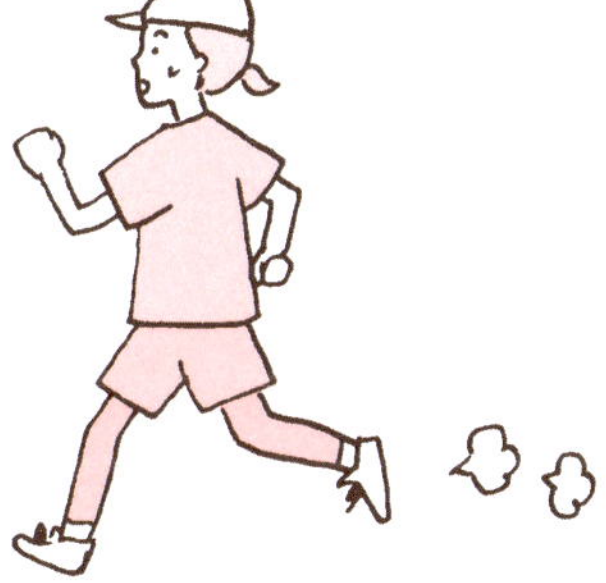

目指すは自分で熱をつくる「発熱ボディ」

筋肉を動かすことが体温上昇のカギ

筋肉の75%は下半身。下半身を動かせば効率よく発熱！

まずは1日おき&30分を目指して体を動かす

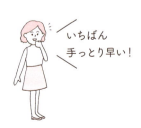

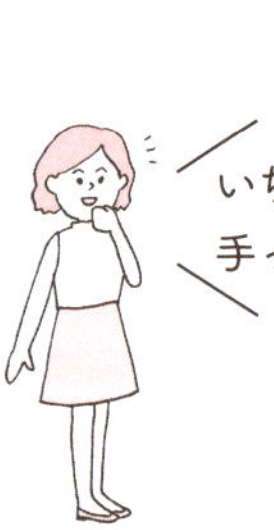

筋肉の役割

1 体温を上げる
2 基礎代謝を上げる
3 むくみをとる
4 血糖値を下げる
5 血圧を安定させる
6 ストレスに強くなる
7 気分をよくする

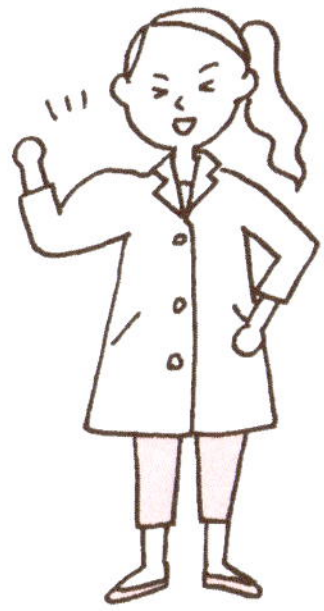
体温の4割は
筋肉から
つくられる!

発熱ボディになるためには……

1 1日おきに30分の運動

運動は毎日するのが理想的だが、まずは1日おき&30分を目指して。つづけるうちに、下半身の筋肉がつき、体温が上がってくる。

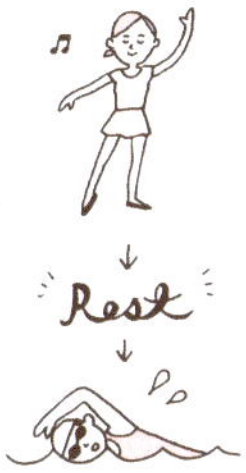
Rest

2 有酸素運動と無酸素運動を組み合わせて

有酸素運動は週に3回以上、無酸素運動は週に2～3回、しっかりと負荷をかけるのがコツ。組み合わせることで、運動効果がアップ。

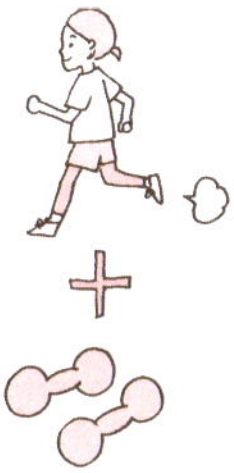

3 すき間時間にエクササイズ

運動する時間がとれない人も、エレベーターや電車の待ち時間にスクワットをするなど、工夫しだいでエクササイズタイムを捻出できる。

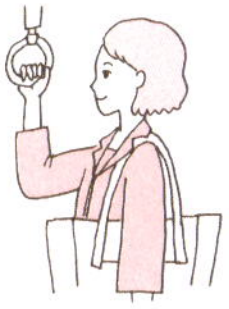

自分で熱をつくるには筋肉を動かすこと

体の中からあたためる方法としていちばん効率的なのは、「筋肉を動かす」こと。筋肉が体温の約4割をつくっているので、筋肉をふやせば、自家発電のように熱をつくることができて、体温が上がるのです。

しかも体の筋肉の75%が下半身についているので、下半身を中心に動かせば、効率よく熱をつくり出せます。

熱産生=代謝アップ=エネルギー消費なので、ダイエットにもつながります。

有酸素運動は毎日か1日おきに

筋肉を動かすエネルギーに**酸素を使う**のが有酸素運動

有酸素運動は**血流促進**や**ダイエット効果**が期待できる

ウォーキングや**ジョギング**はできれば毎日の習慣に！

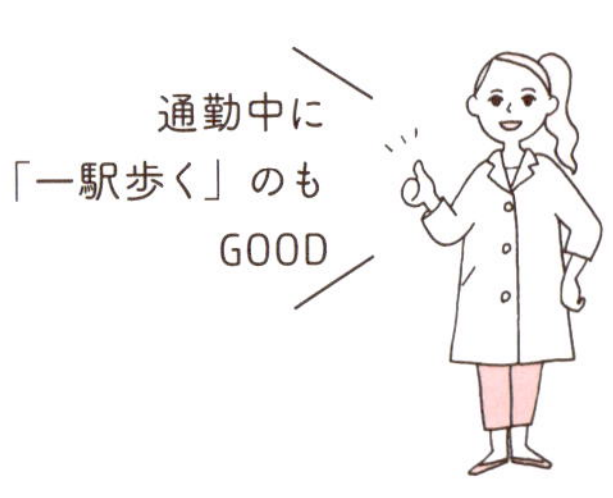

通勤中に
「一駅歩く」のも
GOOD

おすすめ有酸素運動

ランニング

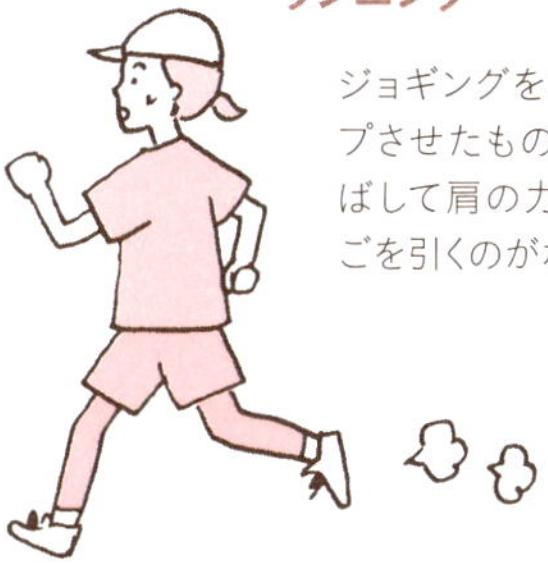

ジョギングをスピードアップさせたもの。背筋を伸ばして肩の力を抜き、あごを引くのがポイント。

ウォーキング

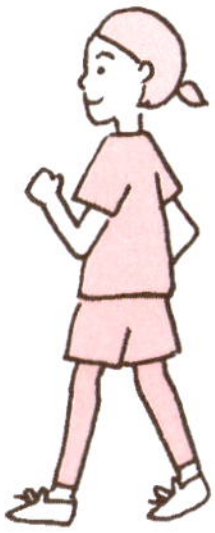

歩幅をやや大きくとり、気持ちよく感じる速さで最低20〜30分は歩きましょう。進行方向につま先を向け、かかとから着地する。

スイミング

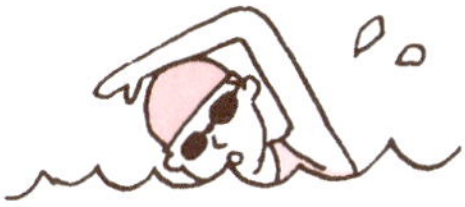

水圧で血行が促進し、リラックス効果も。効率的なのはクロール。下半身を鍛えるなら平泳ぎを。

サイクリング

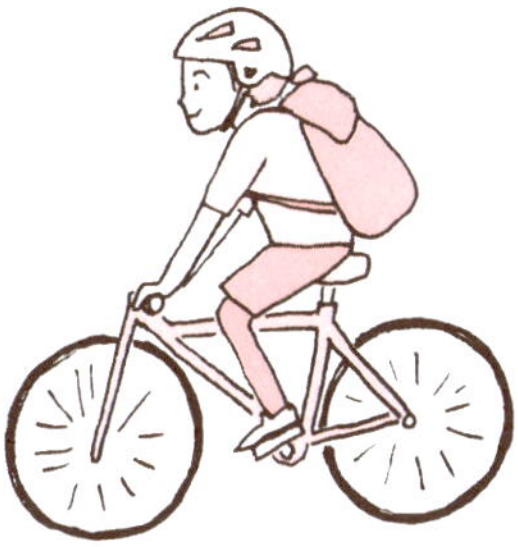

足首やひざ、腰などへの負担が少ないのがメリット。ダイエットに効果的なのは20分〜。

ジョギング

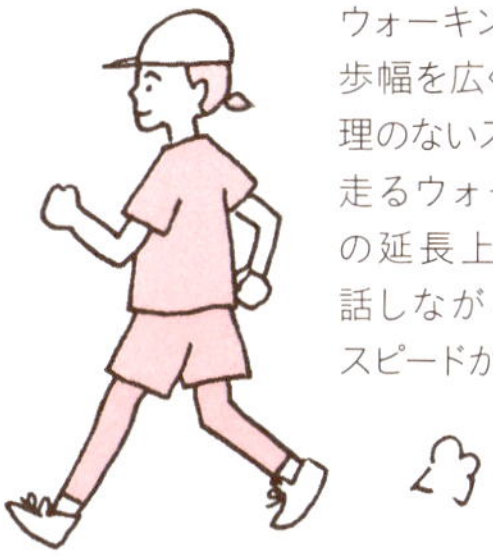

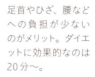

ウォーキングよりも歩幅を広くとり、無理のないスピードで走るウォーキングの延長上の運動。話しながら走れるスピードが目安。

コレステロールや体脂肪の減少も

有酸素運動とは、筋肉を動かすエネルギーとして酸素といっしょに血糖や脂肪も使われる、比較的筋肉への負荷の軽い運動のこと。脂肪を燃焼するため、血中コレステロールや体脂肪の減少が期待できます。

反対に、短時間に強い負荷のかかる運動は、酸素が使われないことから、無酸素運動と呼ばれます。有酸素運動は、毎日あるいは1日おきに習慣的に行うのが理想的です。

筋トレは上半身から始めよう

上半身の筋トレは
すき間時間を利用して

上半身から下半身という
順番で動かすのが原則

継続は力なり！　少しずつでも
つづけることで体温アップに

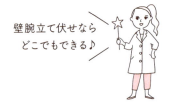

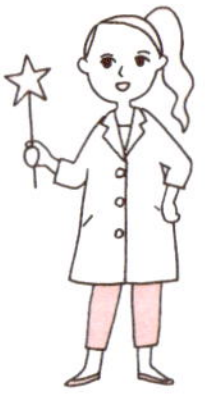
壁腕立て伏せなら
どこでもできる♪

仕事の合間にスッキリ

アイソメトリック運動

1

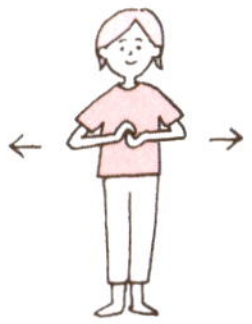

胸の前で手をかぎ形に組み、力を入れて両側に7秒引く。

2

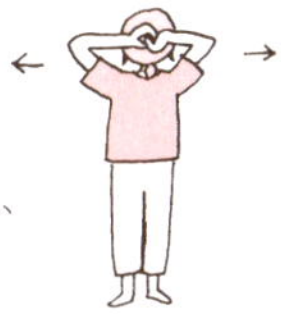

両手を組んだまま後頭部に回し、両側に7秒引く。

3

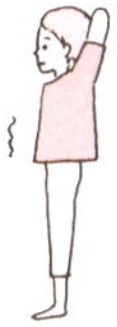

手はそのまま、腹筋に力を入れて7秒キープ。

4

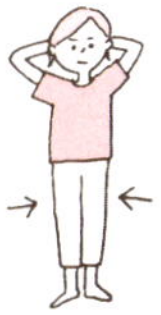

そのまま両足の太もも部分に力を7秒入れる。

5

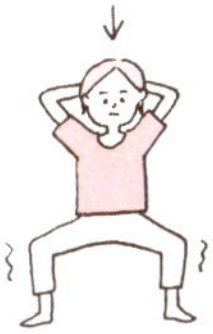

さらに腰を落とし、でん部から下肢に7秒、力を入れる。

6

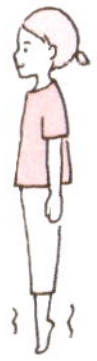

ひざを伸ばして立ち上がり、爪先立ちの姿勢で7秒キープ。

壁腕立て伏せ

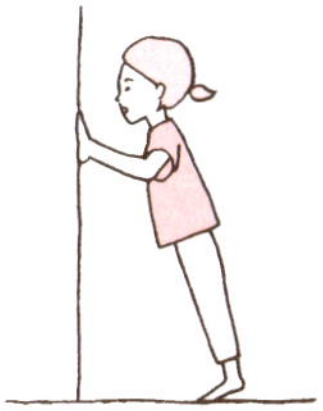

両腕を肩幅より少し広げて壁に手をつき、ひじを曲げて壁に胸を近づける→ひじを伸ばして元の姿勢に戻るを繰り返す。

バンザイ運動

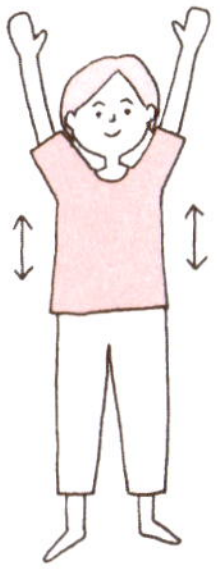

両足を肩幅に開いて立ち、両手を上げて、ひじとわき腹を伸ばしてバンザイ。勢いよく上げ下げする。1日に10回×5セットが目安。

上半身から下半身の順に動かすのが効率的

運動は、上半身から下半身という順で行うのが原則。下半身から上半身の運動に移ると、疲れがたまりやすいからです。たとえば、壁腕立て伏せ↓腹筋↓ウォーキングという順序がよいでしょう。

上半身の運動は、仕事や家事の合間、移動中など、すき間時間にもできる簡単なものが多いので、毎日の生活の中にとり入れましょう。継続すれば冷えにくい体になりますよ！

下半身の筋トレでポカポカ体質に

「ちょっとつらいな」と思うところまでがんばると効果的

負荷をかける方法は回数をふやす&重さをつける

1分の片足立ちは50分のウォーキングと同じ負荷が！

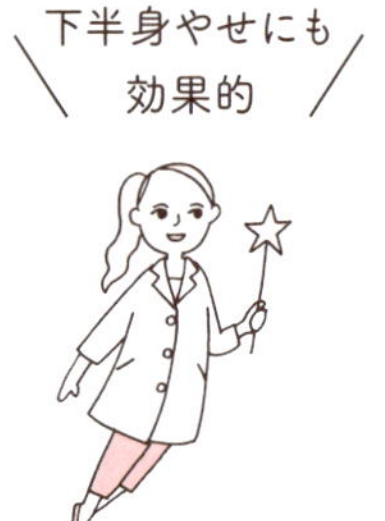

おふろ前や寝る前に

スクワット

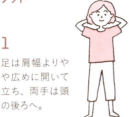

1
足は肩幅よりやや広めに開いて立ち、両手は頭の後ろへ。

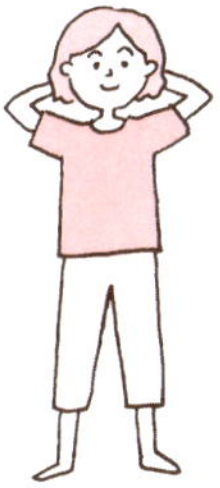

2
その姿勢から息を吸い込みながら、しゃがむ。

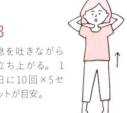

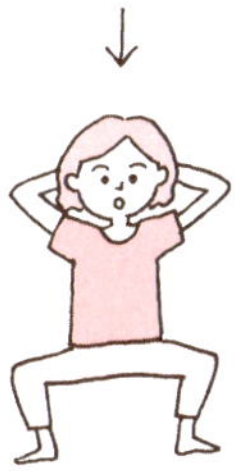

3
息を吐きながら立ち上がる。 1日に10回×5セットが目安。

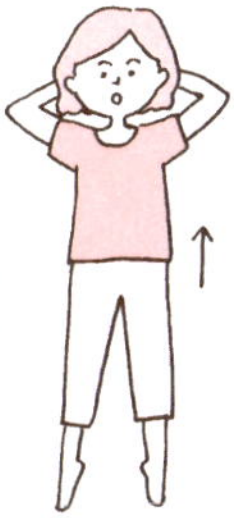

もも上げ運動

背筋をまっすぐ伸ばし、片方ずつ太ももを引き上げる。前かがみにならないように注意。左右各10回を5〜10回セットが目安。

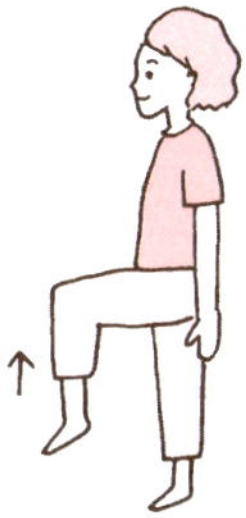

ダイナミックフラミンゴ療法

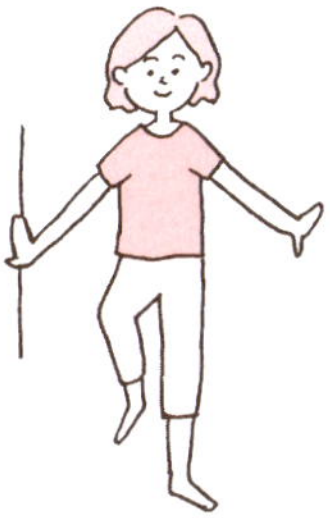

片方の手を壁につけてフラミンゴのように片足で立ち、1分間キープするだけ。 50分のウォーキングと同じ負荷が得られる。

腹筋

両ひざを曲げながら胸に近づける→元に戻すの繰り返し。

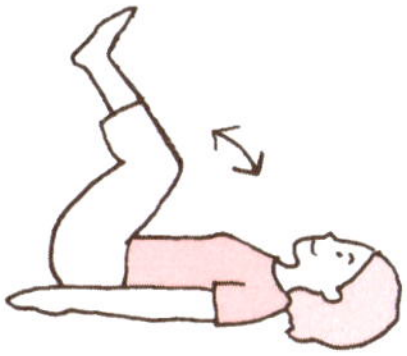

負荷をかけるほど筋肉は発達します

もも上げ運動や腹筋などの筋肉運動は、負荷をかけながら「ちょっとつらいな」と思うくらいまでするのがコツ。負荷をかければかけるほど、筋肉は発達してきます。

負荷をかけるには、回数をふやす、ダンベルなどを持ち重さをつけるなどの方法があります。回数をふやすのが大変なら重さをふやすとよいでしょう。

おふろに入る前や寝る前の習慣にするとポカポカ体質に！

有酸素運動×無酸素運動で効果倍増！

有酸素運動と無酸素運動を組み合わせると
ミトコンドリアがふえる！

ミトコンドリアがふえれば
代謝が上がる

代謝が上がれば、冷え解消はもちろん
ダイエットにもつながる

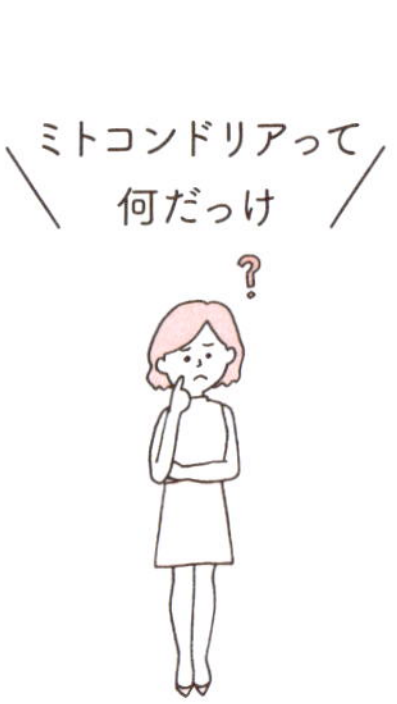
ミトコンドリアって
何だっけ

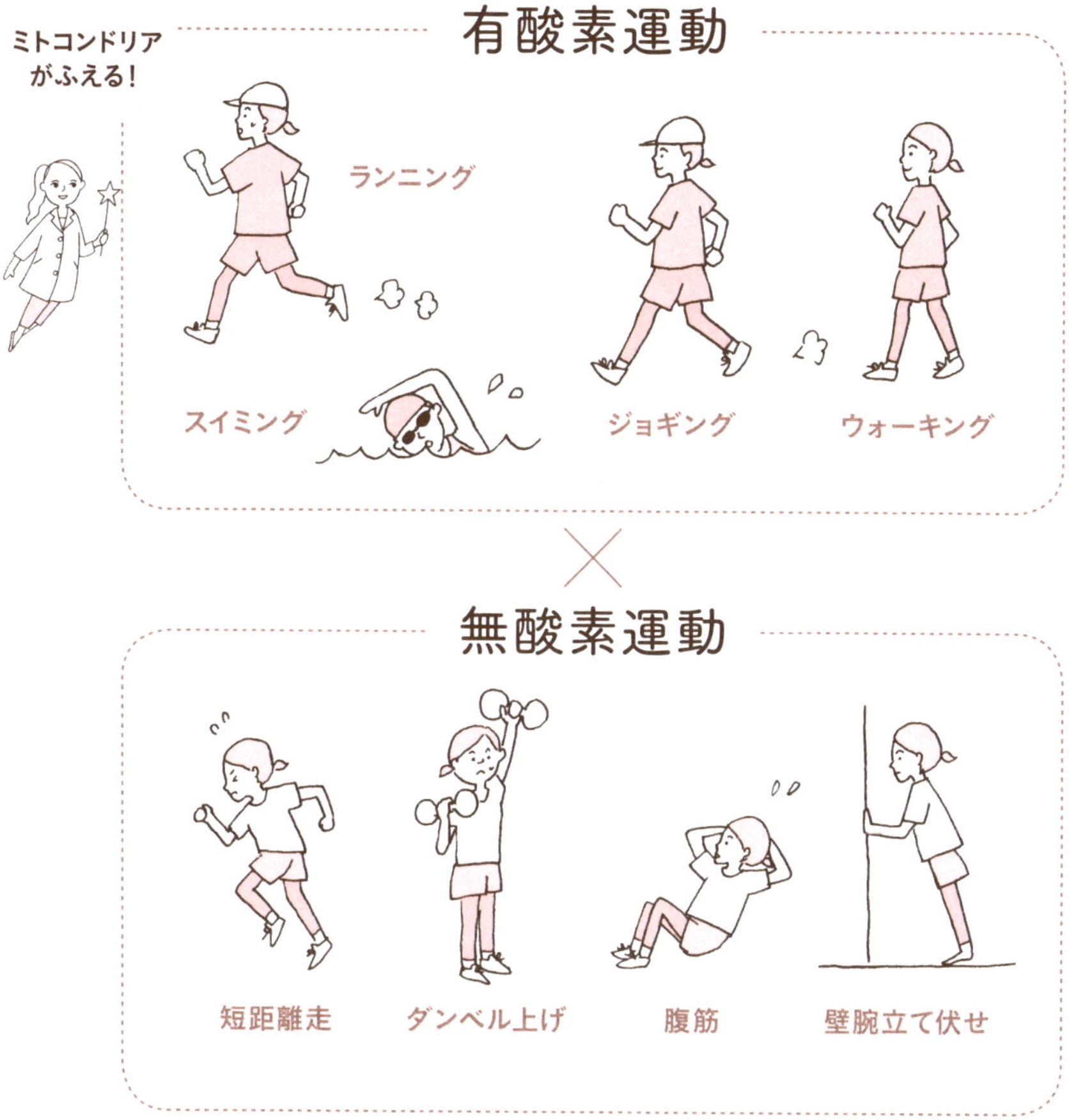
ミトコンドリアがふえる!
有酸素運動
ランニング
スイミング
ジョギング
ウォーキング
無酸素運動
短距離走
ダンベル上げ
腹筋
壁腕立て伏せ

代謝を上げるにはミトコンドリアをふやす!

運動すると、筋肉の細胞の中にあるミトコンドリアが熱を産生し、基礎代謝が上がります。つまりミトコンドリアが多いほど、代謝がよくてあたたかい体ということ。

ミトコンドリアをふやすには、ウォーキングやジョギングなどの有酸素運動を週3回以上行い、さらに週2~3回は筋トレなどの無酸素運動を組み合わせるのがベスト。

代謝が上がれば、だんだんとやせていきますよ。

ストレッチは1日2回を目標に

ストレッチで体があたたまると
内臓の働きがよくなる

朝ストレッチで交感神経を刺激し、
夜ストレッチで心身をリラックス

おふろ上がりのストレッチはさらに
血流を促進し、水出し効果抜群

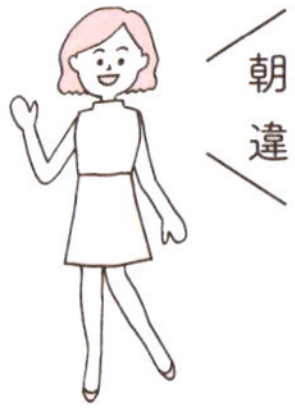

筋肉をほぐして血流をよくする

下半身のストレッチ

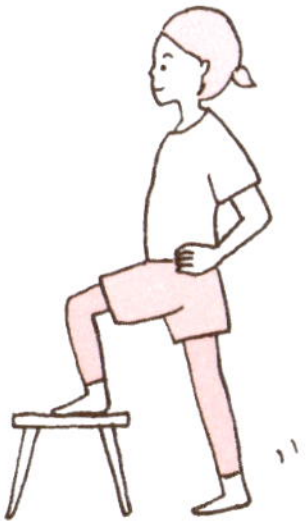

台に片方の足をのせて、両手を腰で支えながら、のせた足に体重をかけて、おなかを突き出すように押して、でん部を伸ばす。

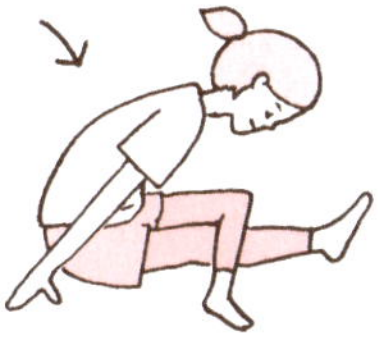

床に足を伸ばして座り、左足のひざを曲げて、右足の外側におき、4の字をつくる。右足は伸ばしたまま上体をゆっくり前に倒して。

上半身のストレッチ

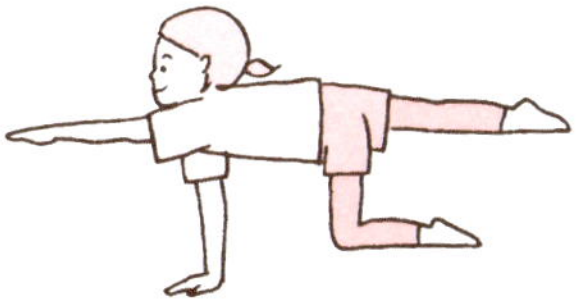

四つんばいの姿勢で、片方の手を水平に上げ、上げた手と反対の足を水平に伸ばす。しばらくキープしたら、反対の手と足に。

股関節のストレッチ

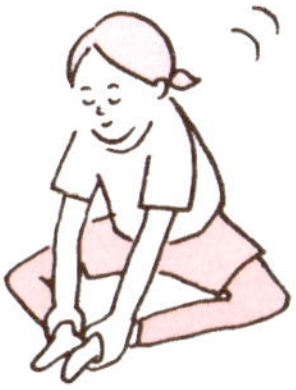

床に座った姿勢でひざを曲げて両方の足裏を合わせ、そのまま両ひざが床につくように上体を前傾。4～5回繰り返す。

全身のストレッチ

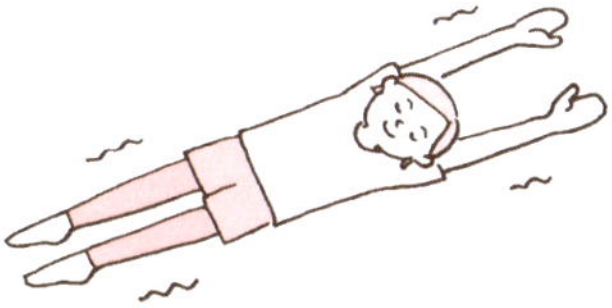

あおむけになり、両手はバンザイの状態で、全身を上下に思い切り伸ばす。伸ばしたら一気に脱力。これを数回繰り返す。

血行をよくして内臓を正常な位置に

股関節を動かす、体を伸ばすなどのストレッチで筋肉や関節がほぐれると、血流がよくなって体があたたまります。またストレッチをつづけると、内臓が正常な位置に戻り、働きがよくなります。

朝起きたとき、夜寝る前の1日2回行うとよいでしょう。

朝のストレッチは交感神経を刺激し、夜のストレッチは心身をリラックスさせてくれます。おふろ上がりもおすすめ。

スポーツジムに行くなら週3回

週1回ではせっかくふえた筋肉量が元に戻る

トレーナーがつく、マシンが使える、ジムならではのメリットも

会員になっているなら週に3回は通うことを目指して

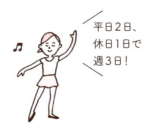

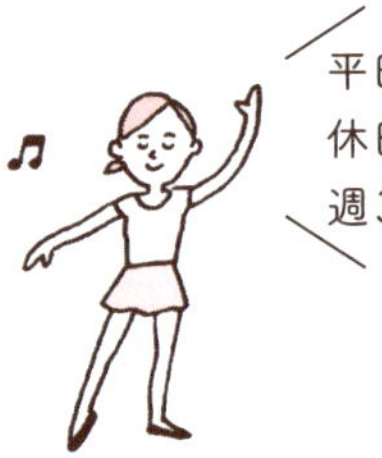
平日2日、
休日1日で
週3日！

ジムのメリット

専用のマシンで効率よく筋力アップできる

専用のエクササイズマシンがそろっているので、集中的に筋肉をつけたい部位、あるいはセルフではつきにくい筋肉を鍛えることができる。負荷を調節できるのもメリット。

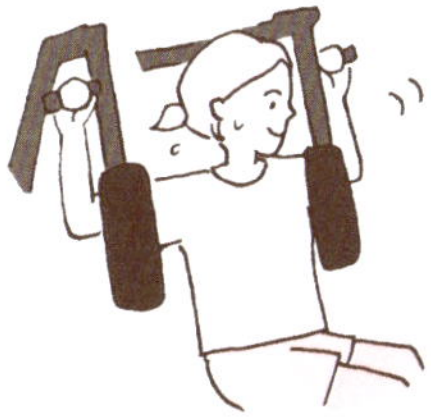

トレーナーからアドバイスがもらえる

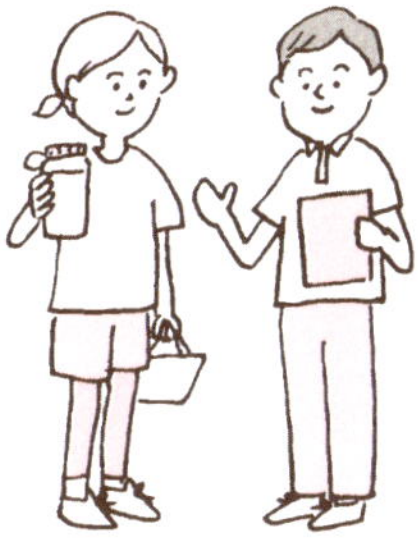

自分の体質や体格、ライフスタイルに合った運動の仕方を、専門家からアドバイスしてもらえるのはジムならでは。冷え性改善はもちろん、ダイエットにも有効。

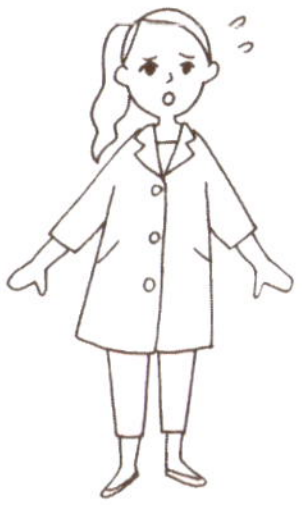

週1回だと成果が出にくいかも

天気に左右されない

ジョギングやランニングを習慣にしていると、雨が降る日などはやる気がダウンすることも。屋内のジムなら天気に左右されないので、いつでもやる気をキープできる。

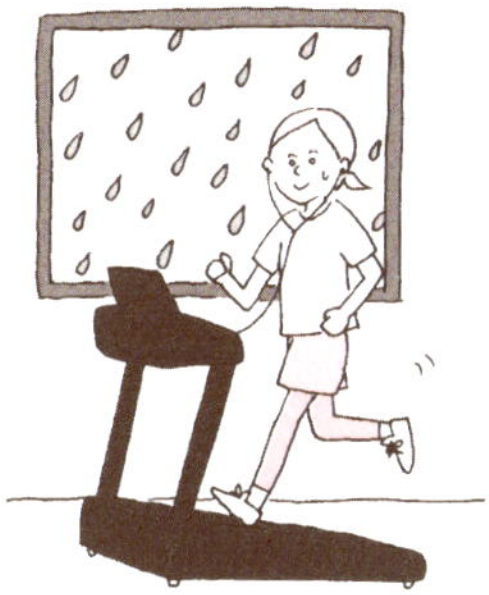

筋力を維持するには週3回の運動を

スポーツジムや運動のクラスなどに入会しているなら、週に3回は通えるようにがんばってみましょう。週1回だとやっと「1」ふえた筋肉量が、1週間たつと「0」に戻ってしまうからです。

スポーツジム以外の運動でも、筋肉をキープしたいなら、「週3回」がおすすめ。ジムなどに通えない日は、走ったり自宅で筋トレをしたりして筋肉量をキープし、ポカポカ体質を目指しましょう。

ちょい筋トレを習慣に

すき間時間の筋トレも
積み重なればけっこうな運動量に

待ち時間や移動時間も
「ちょい筋トレ」タイム

自転車がおすすめ
移動は車ではなく

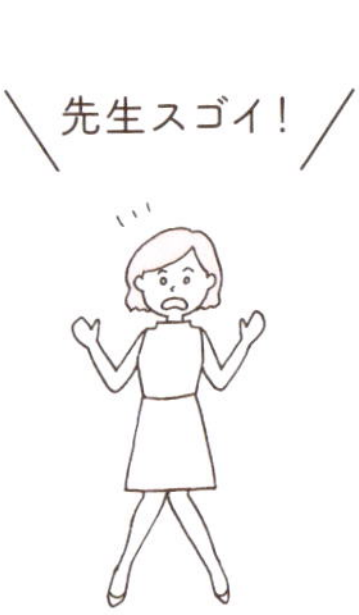

ニーナ先生の ちょい筋トレ生活

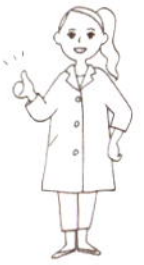

朝

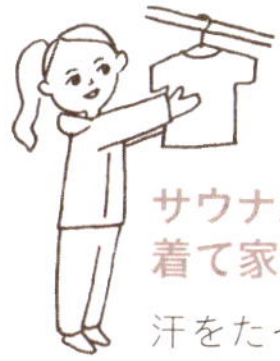

サウナスーツを着て家事

汗をたっぷりかけるサウナスーツを着て、朝食の用意や洗濯をする。

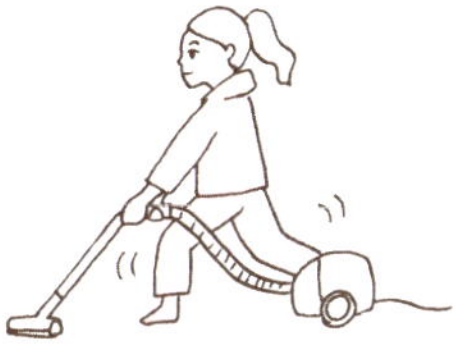

足に負荷をかけて掃除機がけ

掃除機をかけるときは足を前後に大きく開き、重心を下げて足に負荷をかける。

昼

エレベーターを待っている間にスクワット&エレベーター内で壁腕立て伏せ

待ち時間がもったいないので、下半身を上下に動かしスクワット。

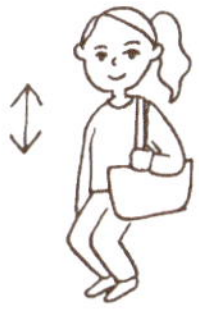

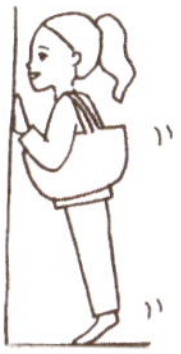

エレベーター内の壁を利用して、壁腕立て伏せをする。

電車に乗っているときはつま先立ち

電車に乗ったら、ふくらはぎの引き締め効果のあるつま先立ち。

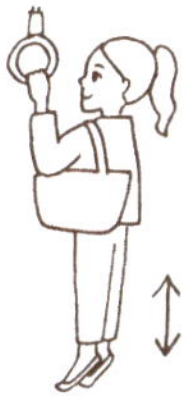

夕

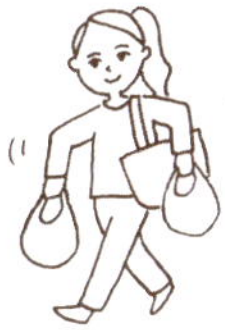

買い物帰りはレジ袋を上げ下げ

重いレジ袋を持ったまま上げ下げすることで、腕の筋肉を鍛える。

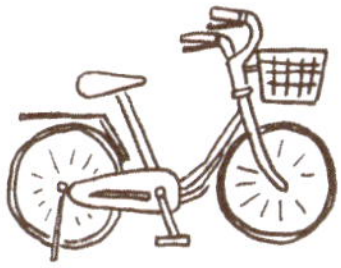

自転車はいちばん重いギアで

移動は自転車中心。あえて電動を選ばず、いちばん重いギアで走る！

ちょい筋トレはどこでもできる！

なかなか運動する時間がとれないという人も、すき間時間に筋トレすれば、積み重なってけっこうな運動量になります。

エレベーターを待っている間のスクワットやエレベーターの中での壁腕立て伏せなど、本気で冷え性を改善したいなら「ちょい筋トレ」はぜひ習慣にしましょう。

つづけるうちに体調のよさを実感できるはず！

朝ランニングのすすめ

朝ランすれば
昼までおなかがすきにくい

朝日を浴びながら走ると
骨粗しょう症予防に

セロトニンが分泌されて
幸福感がもたらされる！

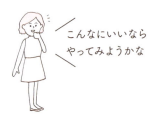

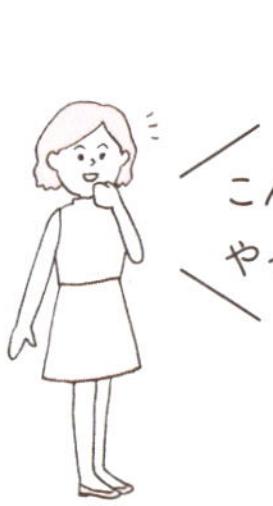
こんなにいいなら
やってみようかな

習慣に
なってしまえば
冷え知らず
&気分爽快

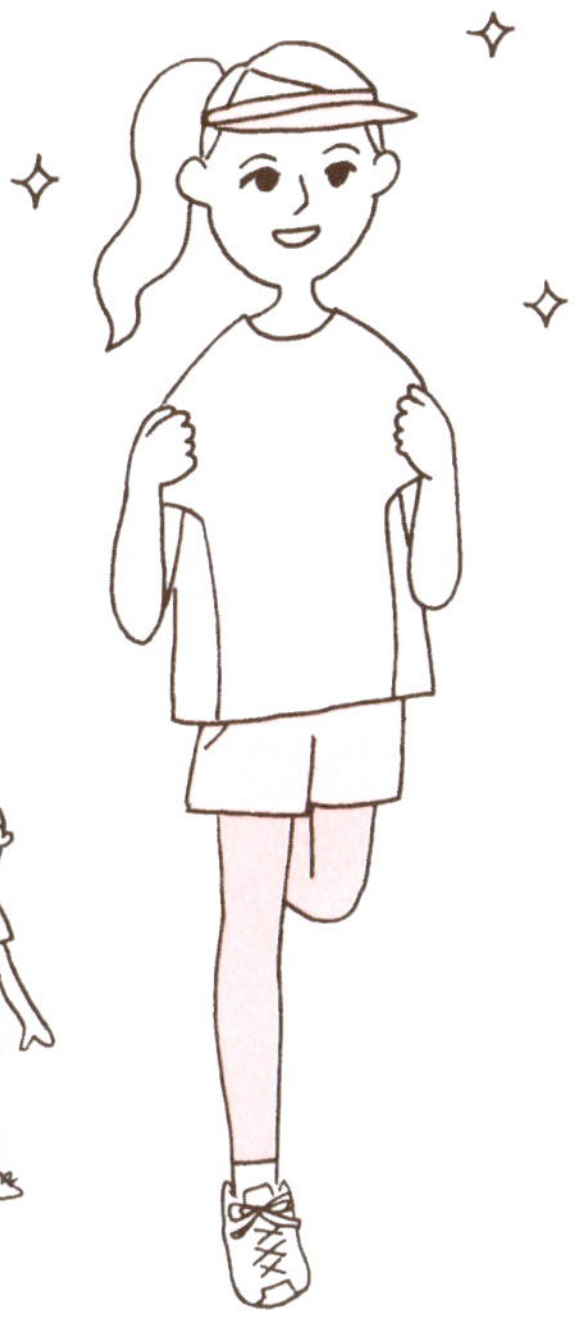

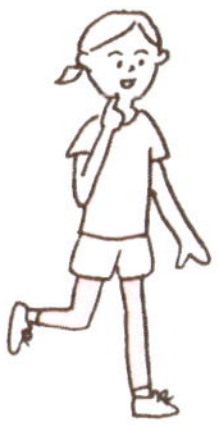

朝ランの効果

1 交感神経が優位になる
2 食欲が抑えられる
3 ビタミンDが生成される
4 セロトニンが分泌
5 イライラがおさまる

朝ランをつづける秘訣

1 時間を決める
「仕事に行く前、朝30分走る」と、走る時間を決めて習慣にしてしまえば、苦ではなくなる。

2 5分でいいから必ず走る
雨の日や寝不足の日など気の乗らない日も、5分だけ、1周だけなどハードルを下げて。

3 大会にエントリーしてみる
毎日30分、5km走る習慣がついたら、ハーフマラソンなどにエントリーするのも手。目標ができると走るのが楽しみに。

やせたいなら食事前に運動すると◎

運動すると交感神経が働くため、血糖値が上がり、脳の満腹中枢を刺激します。また食欲を増進するホルモンが抑制されるので、空腹感を覚えにくくなります。

朝日を浴びながら走ると、ビタミンDが生成されて骨粗しょう症予防に、セロトニンが分泌されたりと、心身ともによい効果があります。

昼や夜よりも、朝ランがおすすめです！

腹式呼吸で心も体もリラックス

鼻から吸って、口からゆっくり吐くのが腹式呼吸

最近ふえているストレス冷えに効果的

ストレッチのあとに行うとさらにリラックスできる

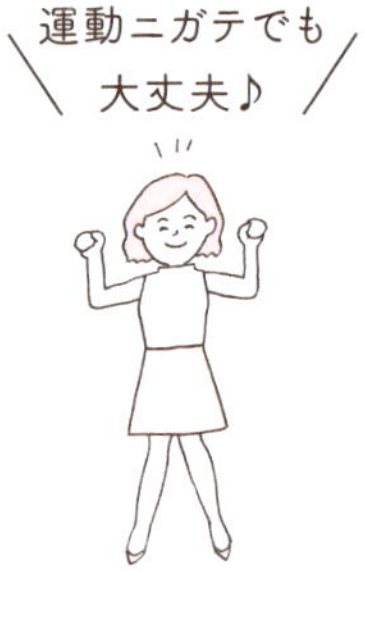

腹式呼吸のポイント

座っているとき

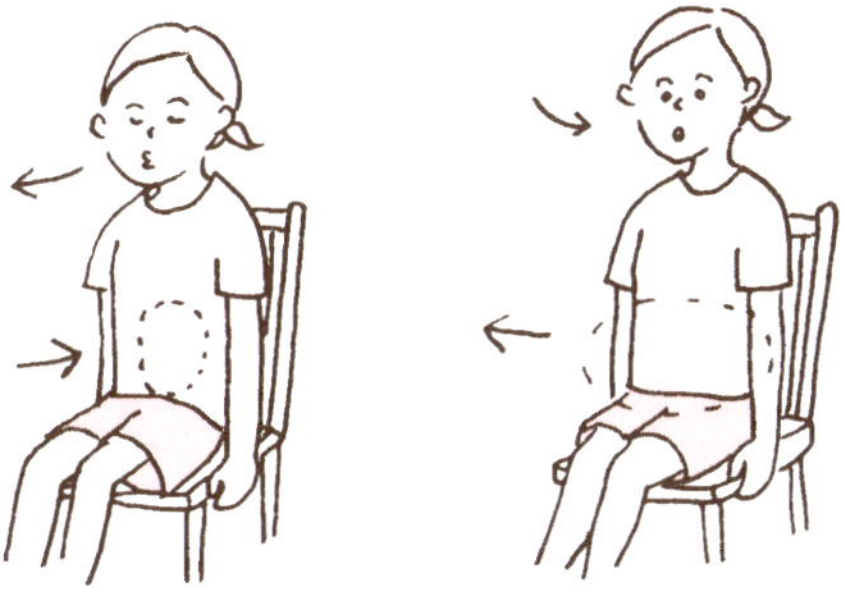

背筋を伸ばして、リラックスして行う。オフィスや電車の中など、すき間時間にもできる。好きな風景などを思い浮かべても◎。

立っているとき

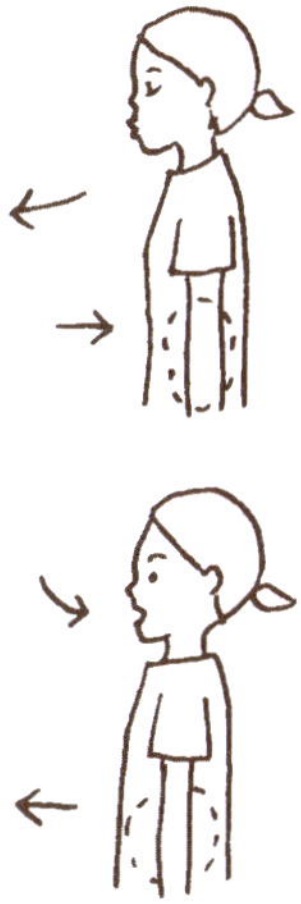

まっすぐに背筋を伸ばして、体の力を抜く。目を閉じて、呼吸に集中する。人前で話すような緊張する場面ですると気持ちが落ち着く効果が。

寝ているとき

寝る前に布団の上でするのがおすすめ。おなかの上に手や重りを置くと、おなかへの意識が高まる。イメージトレーニングを加えると安眠できるはず。

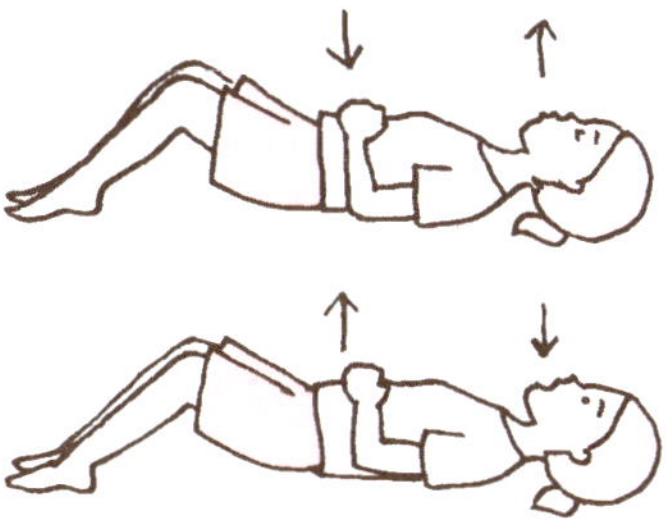

ストレス冷えには腹式呼吸が効果あり

冷えやすい体質ではなくても、ストレスに長時間さらされるうちに血流が悪くなり、冷え体質になることがあります。

そんなストレス冷えに効くのが腹式呼吸。目を閉じて、おなかをふくらませながら鼻からゆっくりと息を吸い込んだら、おなかをへこませながら時間をかけて口からゆっくりと吐き切ります。

ストレッチ後に腹式呼吸をすると、体も心もリラックスできますよ。

Column

どっちを選ぶ⁉
冷えとりクイズ

体にいいことをしていたつもりが、実は冷えとり的にはNGなものも。迷いがちな二択からポイントがわかります！

水は1日2ℓ飲んだほうがいいんですよね！

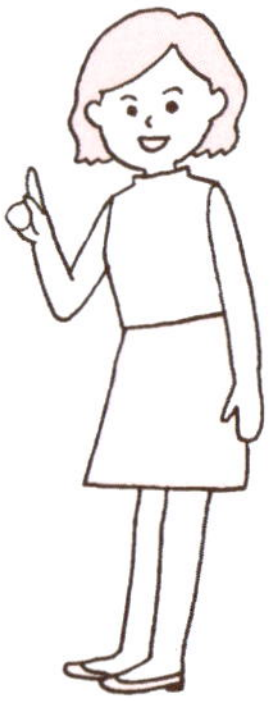

うーん……それはどうでしょう⁉

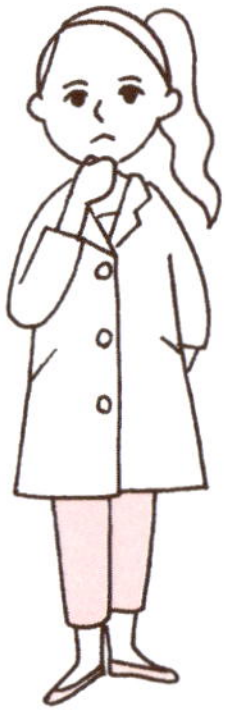

Quiz 1

1日3食きっちり食べる

VS

3食にこだわらず食べる

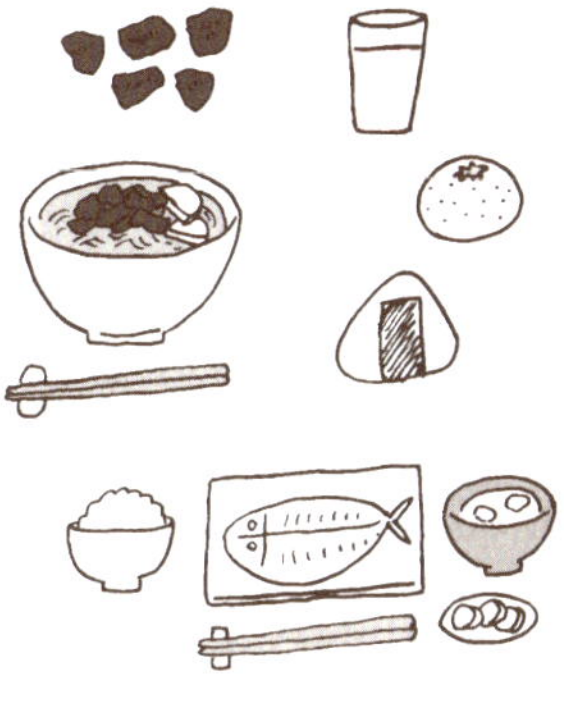

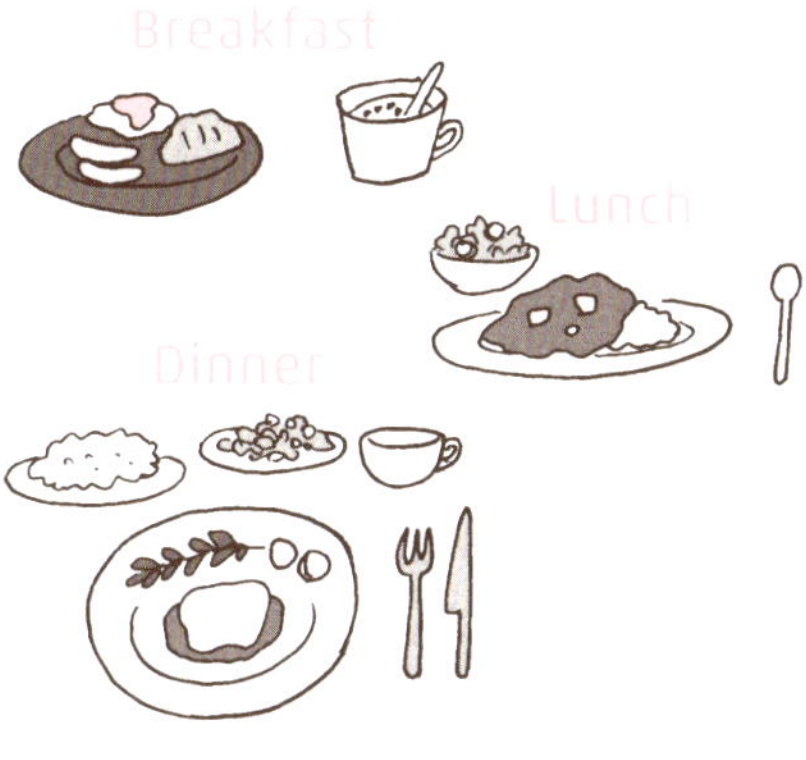

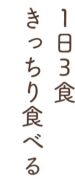

大人が3食しっかり食べると食べすぎになります

成長期は1日3食、食べることが重要ですが、大人になるとその必要はなし。正解は「3食にこだわらず食べる」です。

なぜなら、現代は栄養過多の時代。食べすぎると余分な栄養が残り、血液が汚れてしまいます。

朝はにんじんりんごジュース、昼はおそば、夜は和食という食生活なら、必要な栄養はとれ、老廃物は便や尿、汗としてきちんと排出されて、血液がきれいになります。

Quiz 2

1日2ℓの水を飲む

VS

水は飲みたいときに飲む

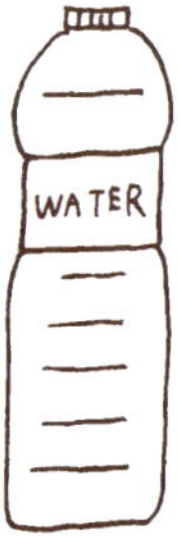

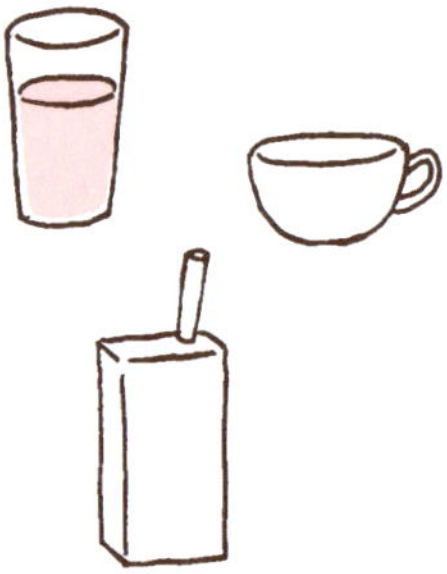

水分はのどのかわきを感じたらとればOK

「1日に2ℓの水が必要」とよく言われますが、いくら水を飲んでも体が冷えていれば必要な細胞に水分が届かず、体を冷やす原因となります。

ですから正解は、のどのかわきを感じて初めて飲む、つまり「飲みたいときに飲む」。

冷たい水よりも、体をあたためたり、水分を排出させたりする作用のある、にんじんりんごジュースやしょうが紅茶を飲むのがおすすめです。

Quiz 3

赤ワイン VS 白ワイン

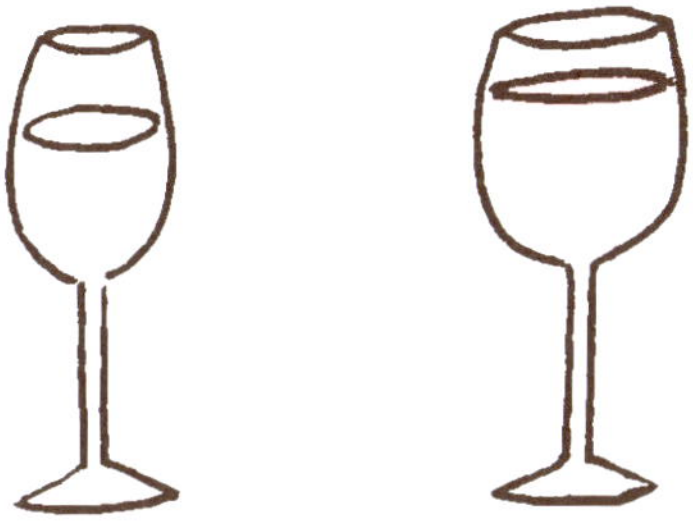

体をあたためるのは陽性の赤ワイン

どんなお酒も体をあたためてくれそうですが、ワインを飲むなら陽性の赤ワインがおすすめ。白ワインは陰性なので、体を冷やします。

陽性のお酒は、ほかに紹興酒や日本酒、いも焼酎、梅酒、ブランデーなど。一方、陰性のお酒はビールやウイスキー、麦焼酎。ただしウイスキーや焼酎は、水割りやロックではなく、お湯割りにすればOK。

おつまみも、塩やみそなど陽性食品の入ったものをチョイスしましょう。

Quiz 4

牛乳 VS チーズ

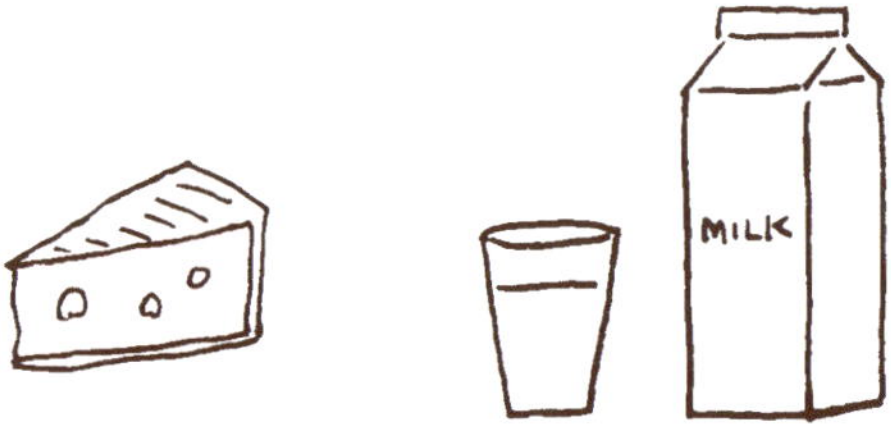

発酵して色が濃くなったチーズは陽性食品です

牛乳は体を冷やす陰性食品なので、乳製品をとるならチーズかヨーグルトがおすすめ。同じ乳製品でも、発酵して色が濃くなり、かたくなったチーズは陽性食品です。

ヨーグルトは、牛乳とチーズの中間。とはいえ、冷蔵庫で冷えたヨーグルトは体を冷やすので、できれば常温に近づけて。ヨーグルトを食べるときは、りんごやはちみつを入れると陽性になります。

Quiz 5

グリーンスムージー

VS

にんじんりんごジュース

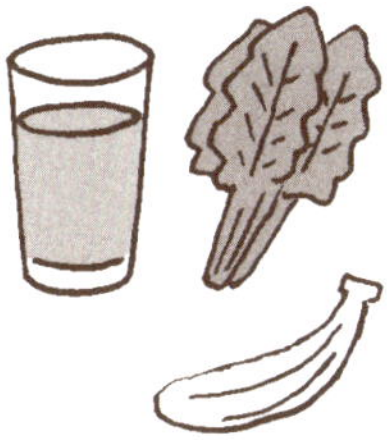

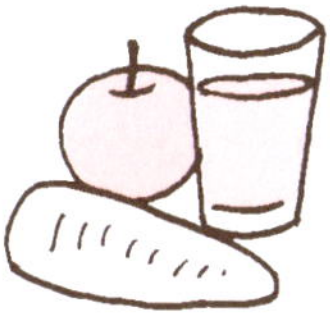

グリーンスムージーは体を冷やします

グリーンスムージーも栄養は豊富ですが、冷えを解消したいならにんじんりんごジュースを選びましょう。葉野菜は体を冷やし、南国フルーツは体温低下を促します。

特に体温が上がり始める朝に、陰性のグリーンスムージーを飲むと、体温は上がらないまま。朝は体をあたためるにんじんりんごジュースでしっかりと体温を上げて、一日のスタートを切りましょう。

Quiz 6

半身浴 VS 全身浴

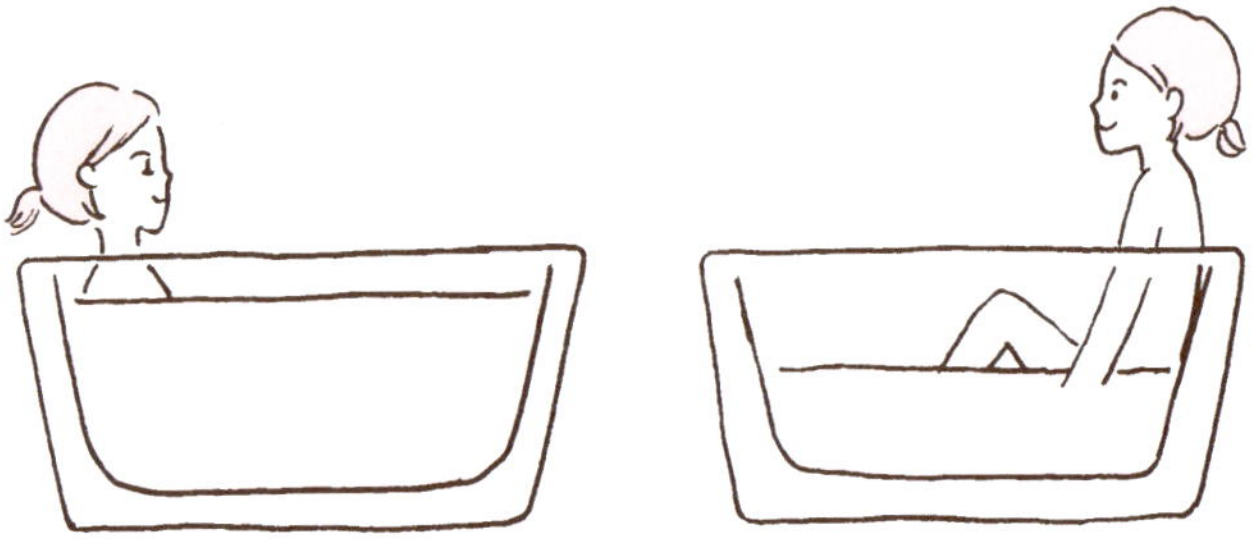

短時間なら全身浴 ゆっくり入るなら半身浴も◯

どちらも体の芯からあたたまり、汗をかく効果があります。ただし、それぞれお湯の温度とつかる時間がポイントです。

みぞおちまでつかる半身浴なら、38〜40度のぬるめのお湯で30分程度。肩までつかる全身浴は、少し熱めの42度ぐらいのお湯に10分程度が目安。短時間なら全身浴のほうがあたたまりますが、下半身の冷えやむくみが強い人には半身浴もおすすめです。ただし体の芯からあたたまるまで入りましょう。

Quiz 7

くつ下重ねばき
腹巻き

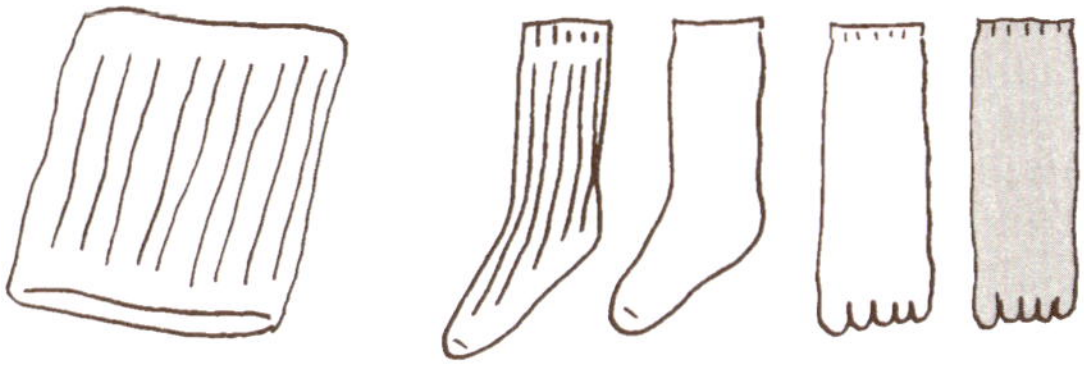

手軽さという点では腹巻きに軍配

絹と綿のくつ下を交互に、4~5枚重ねばきする方法もよくあたたまりますが、ちょっと面倒では?

その点、腹巻きなら簡単。血流の多いおなかをあたためると全身にあたたかい血が循環し、手っとり早く冷えとりができます。

子宮や卵巣の機能が高まるので、「生理痛や生理不順がおさまった」「妊娠した!」という声も。

Lesson 2

「食」で体の中から
ポカポカに

あたたかい料理やドリンクに加えて、
体をあたためる働きのある
「陽性食品」を食べて冷え知らずに♪

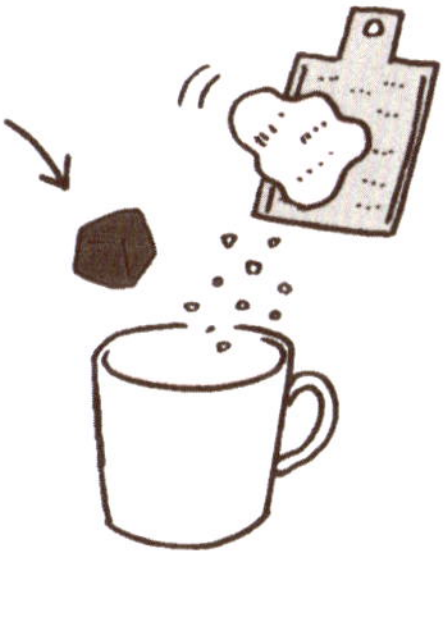

朝・昼・晩の食べ方を見直して

食べすぎると血液がドロドロになり、冷えの原因に

朝は排出の時間。にんじんりんごジュースがおすすめ

1日のうちに「空腹」の時間をつくる

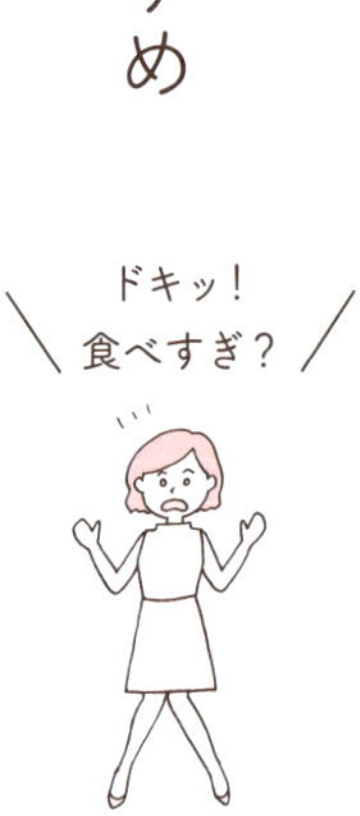

朝

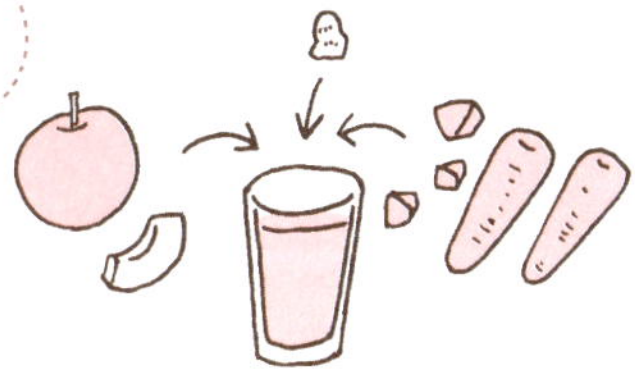

にんじんりんごジュース

にんじん2本、りんご1個、しょうが1かけを入れてジューサーにかけるだけ。ビタミン、ミネラル、糖分が効率よくとれる。

昼

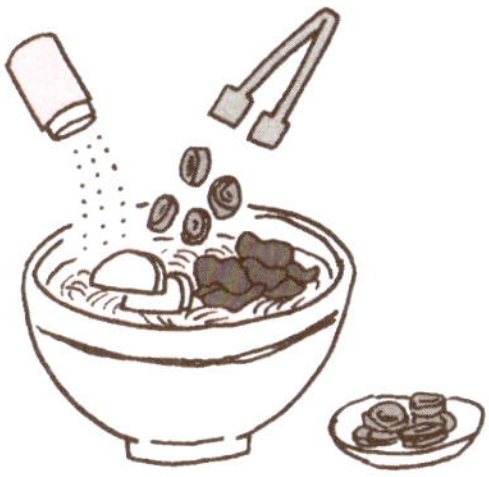

わかめそば＋薬味

消化のよいそばがおすすめ。不足しがちな栄養は、わかめやねぎで補給。七味唐辛子をたっぷり振りかけると体をあたためられる。

夜

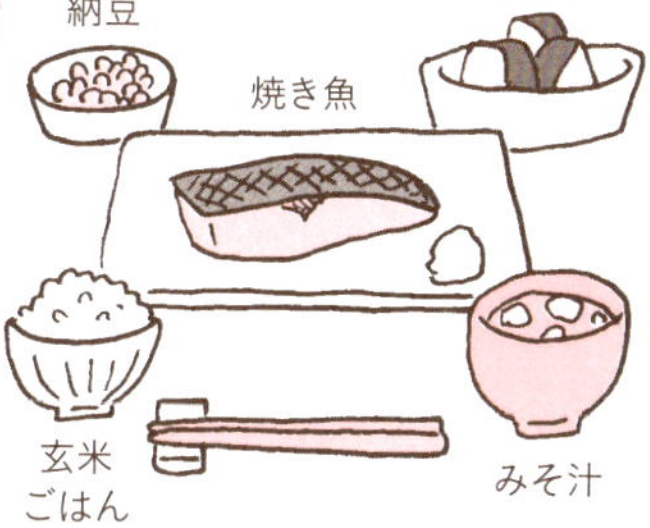

和食中心

朝と昼は軽めにしたら夜は好きなものを。アルコールもOK。できれば動物性食品を避けて、和食を中心に。みそ汁は必ずつけて。

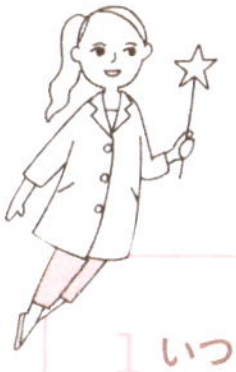

冷えとりニーナ先生の
あたためルール

1. いつも腹八分目。食べすぎない!
2. 朝食は食べず、ジュースのみ
3. おなかがすいたら、しょうが紅茶
4. 昼は消化のよい薬味入りそば
5. 夜は和食中心メニュー

食べすぎると血液がドロドロに

食べすぎると、血液は消化吸収のために胃腸に集中します。すると老廃物を排出する臓器に血液が流れにくくなり、よどんで体が冷えてしまうのです。

特に朝は体内の不要なものを排出する時間なので、にんじんりんごジュースだけにして昼まで何も食べないくらいでもOK。のどがかわいたらしょうが紅茶を飲み、昼はそば。夜は和食中心の粗食に。

体内の老廃物を出すには、空腹の時間を確保することが大事なのです。

ちょっと待った！糖質制限食

糖質の減らしすぎには要注意

歯の本数に合わせた食生活が理想的

穀物を中心に野菜をとり、肉や魚は少量でＯＫ

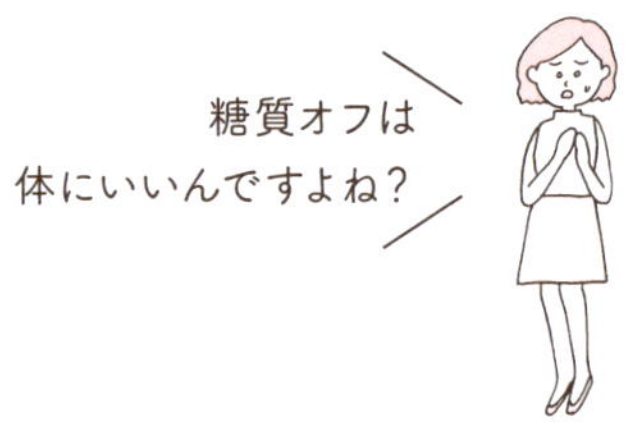
糖質オフは
体にいいんですよね？

動物は歯に合わせた食事をしている！

門歯（側切歯、中切歯）
8本
↓
25%
野菜、果物

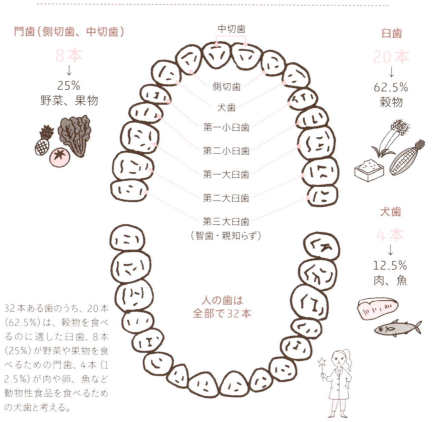

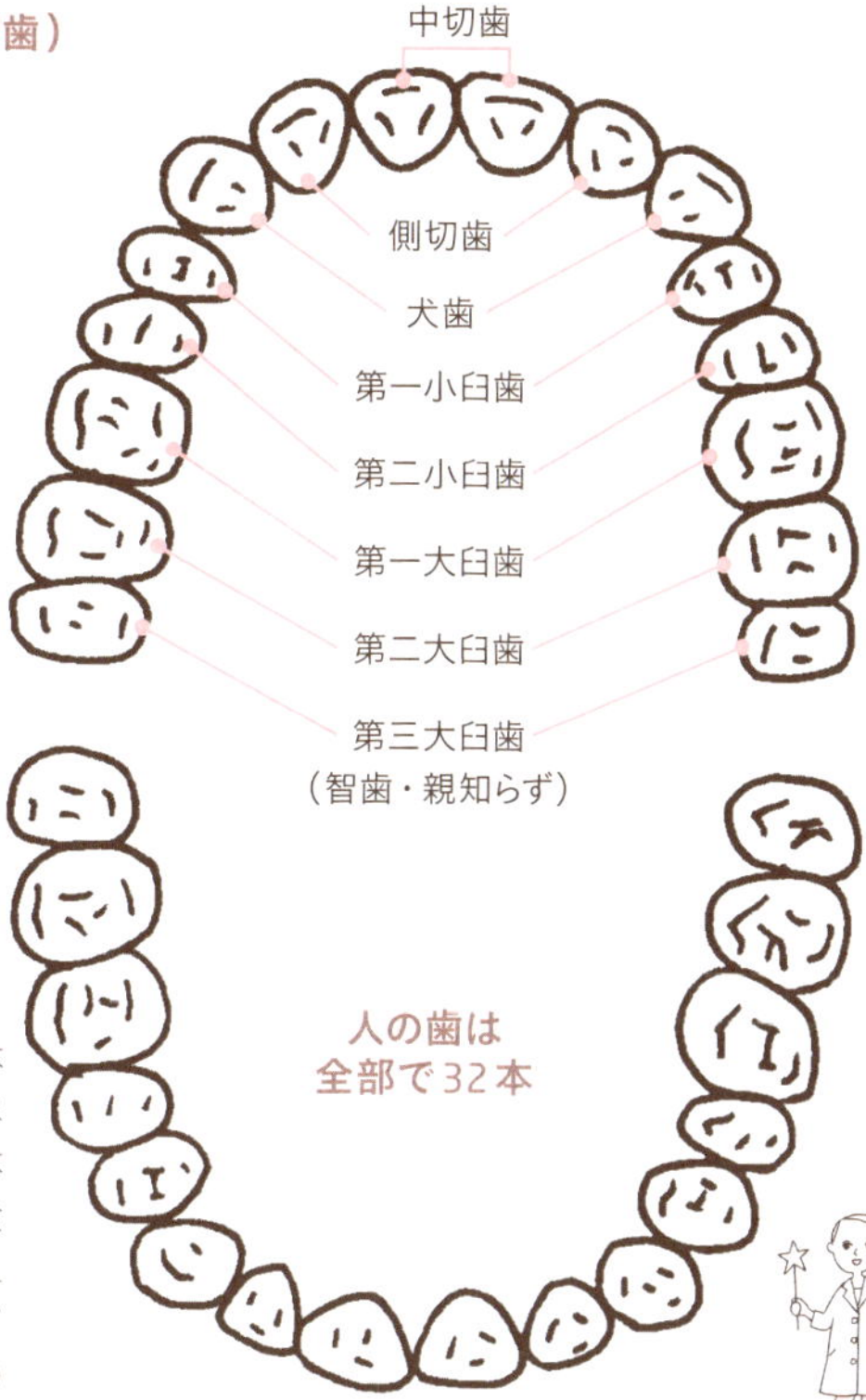
中切歯
側切歯
犬歯
第一小臼歯
第二小臼歯
第一大臼歯
第二大臼歯
第三大臼歯
（智歯・親知らず）
人の歯は
全部で32本

臼歯
20本
↓
62.5%
穀物

犬歯
4本
↓
12.5%
肉、魚

32本ある歯のうち、20本（62.5%）は、穀物を食べるのに適した臼歯、8本（25%）が野菜や果物を食べるための門歯、4本（12.5%）が肉や卵、魚など動物性食品を食べるための犬歯と考える。

正しい食べ方は歯が教えてくれます

現代人の食生活は高たんぱくなものが多く、野菜は不足しがち。その結果、高血糖、脂質異常症、高血圧など、以前にはなかった病気がふえています。最近は糖質オフがブームで穀物を減らす人もいます。

では何を食べれば正解なのでしょうか。それは歯を見れば一目瞭然。歯の比率に合わせて、穀物を中心に野菜や果物を食べ、動物性食品は少量に抑えるのが、栄養の吸収という面からも理想的なのです。

おなかがすいたら色の濃いものをつまむ

色の濃いものは腹もちがよくてミネラルも豊富

白くてふわふわしたおやつはなるべく避ける

和菓子と洋菓子なら迷わず和菓子をチョイス！

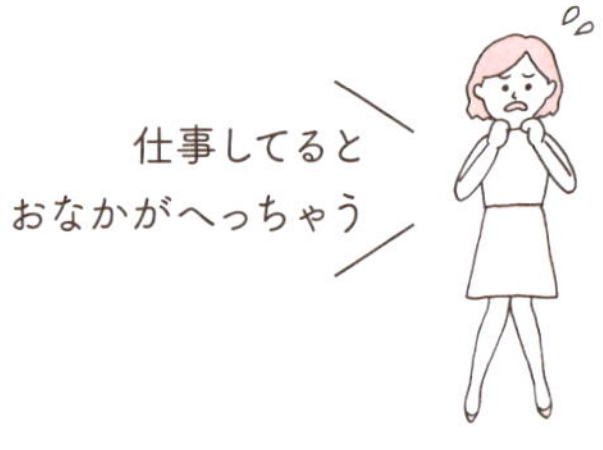
仕事してると
おなかがへっちゃう

体をあたためるおやつ

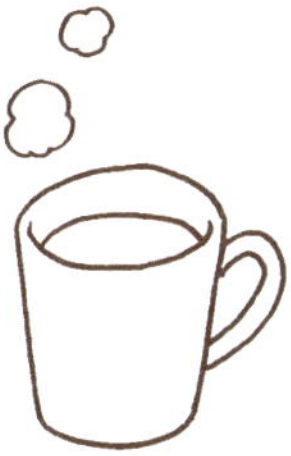

ココア

食物繊維を手軽にとれるのが特徴。黒砂糖と豆乳を入れて飲むと、栄養&おいしさアップ。

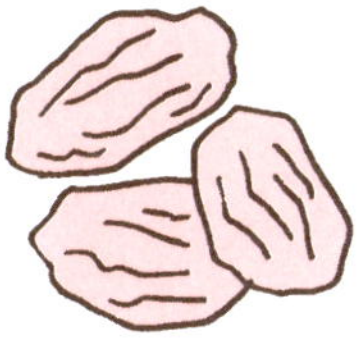

プルーン

ミネラルやビタミン、食物繊維が豊富。ほか、レーズンなどドライフルーツ全般もおすすめ。

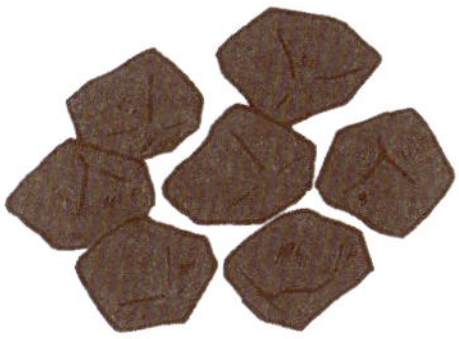

黒糖・黒砂糖

ミネラルが豊富。そのままひとかけ食べるか、しょうが紅茶やココアに入れて飲んで。

チョコレート

抗酸化物質。カカオポリフェノールなどの栄養分が多く含まれる、高カカオのものを。

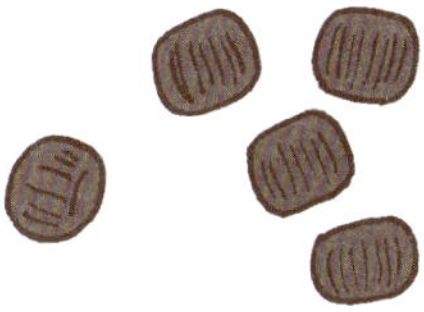

黒あめ

黒糖が原料なので、1粒なめるだけでミネラルがとれる。バッグに入れておくといい。

NGおやつ

白くて
ふわふわしたものは
体を冷やす!

シュークリームやケーキ、アイスなど、白くてふわふわとした洋菓子は、小麦粉や牛乳、白砂糖など体を冷やす食材が原料。甘みをとるなら、黒砂糖やはちみつなどミネラルの多い糖分を選んで。

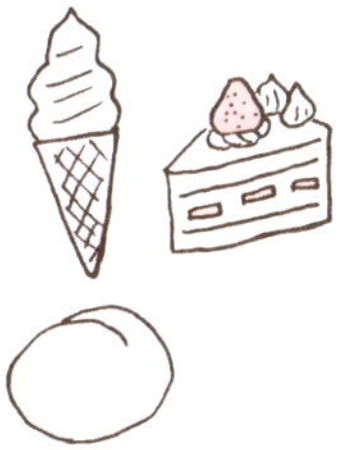

せっかく食べるなら体をあたためるものを

小腹がすくと甘いお菓子に手を伸ばしたくなりますが、食べるなら体をあたためるものを。黒砂糖やプルーンなど色の濃いものは、血糖値がすぐに上がるので、空腹感からくるドカ食いを抑えられます。またミネラルもとれて一石二鳥。反対に、白くてふわふわしたものは体を冷やします。おやつは、洋菓子よりも和菓子を選びましょう。

体をあたためる食材をとり入れる

冷え性の人は陽性食品を積極的にとる

陽性食品は赤、黒、橙色、冬が旬で、北でとれるもの

陰性食品もひと工夫すれば陽性食品に変えられる

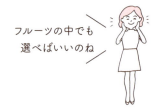

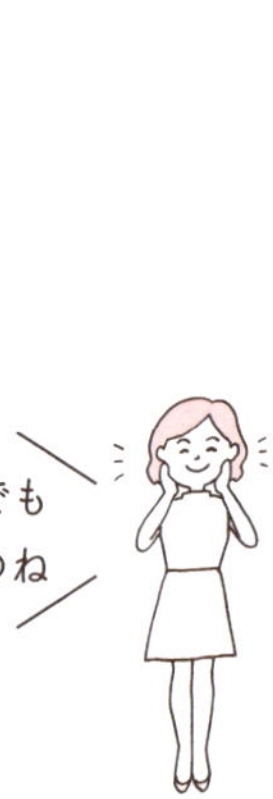

フルーツの中でも
選べばいいのね

冷やす 陰性食品		あたためる 陽性食品
うどん、白米、白パン	炭水化物	そば、玄米、黒パン
葉野菜、なす、きゅうり、大根、もやし、トマト	野菜	にんじん、ごぼうなどの根菜類、かぼちゃ
バナナ、パイナップル、グレープフルーツ、マンゴー、キウイ、すいか、メロン	果物	りんご、さくらんぼ、ぶどう、プルーン
白身の魚肉、豆乳、とうふ、白ごま	たんぱく質	赤身の魚肉、魚介類、納豆、黒ごま
白ワイン、ビール、緑茶、コーヒー	酒・飲み物	赤ワイン、黒ビール、梅酒など、紅茶、ココア
酢、マヨネーズ、白砂糖	調味料	塩、みそ、しょうゆ、黒砂糖

夏野菜のほとんどが陰

主に色の濃いもの

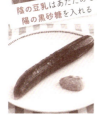

人気のフルーツがいっぱい

北でとれる果物

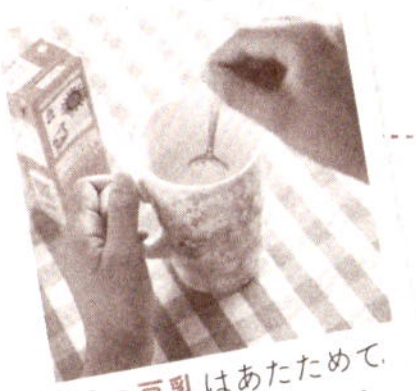

陰の豆乳はあたためて、陽の黒砂糖を入れる

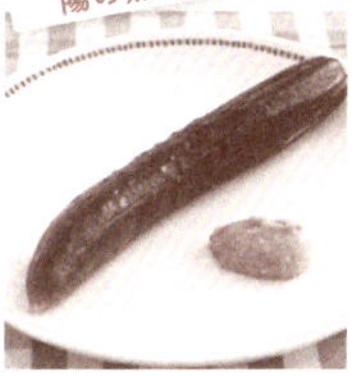

陰のきゅうりには陽のみそ

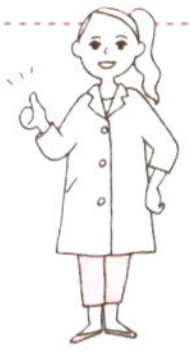

色、とれる場所、季節で見分けて！

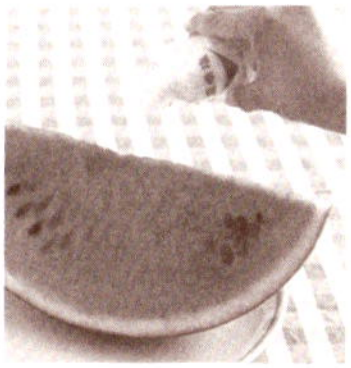

陰のすいかには陽の塩を振る

冷え性の陰性体質の人は陽性食品を積極的に

漢方では「陰陽論」があり、冷え性の人は陰性体質、体のあたたかい人は陽性体質とされます。食べ物も陰性食品と陽性食品に分かれ、陰性体質の人は陽性食品を多めにとりましょう。

陰性食品と陽性食品の見分け方は簡単。陰性食品は青、白、緑、夏が旬で、南でとれます。

一方、陽性商品は赤、黒、橙色、冬が旬で、北でとれます。陰性食品にはすいか＋塩など、陽性食品を加えましょう。

いつでもどこでもしょうが生活

しょうがは漢方薬の7割に
入っているスーパー食材

1日に親指2個分とると
血栓を予防できる

すりおろし、酢漬け、粉末……
形状を変えると使い方も無限大！

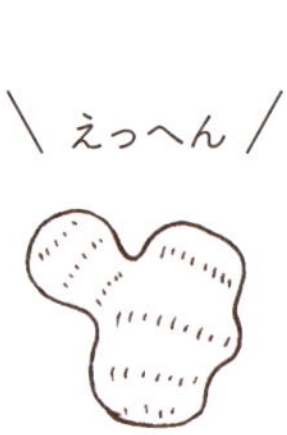

しょうが紅茶の作り方

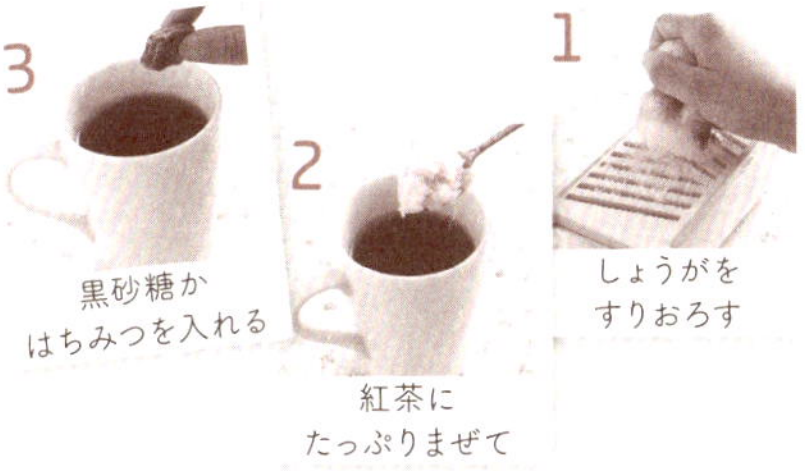
1
しょうがを
すりおろす
2
紅茶に
たっぷりまぜて
3
黒砂糖か
はちみつを入れる

仕事中

**しょうが紅茶で
ホッと一息**

おなかがすいたら、すりおろししょうがをたっぷりと入れた、しょうが紅茶を飲むのを習慣に。

朝食

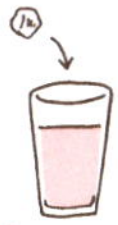

**にんじん
りんごジュースに
しょうがをプラス**

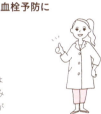

毎朝ジューサーで作る、にんじんりんごジュースに、生のしょうがをひとかけ入れる。

**1日に
親指2個分をとると
血栓予防に**

酢しょうがの作り方

しょうがは洗って皮の汚れた部分を除き、少し乾かしてから皮ごと薄切りにする。清潔な保存びんに入れ、しょうがにかぶるくらいの酢を注ぎ入れる。冷蔵庫に1日以上おくと薄ピンク色に。

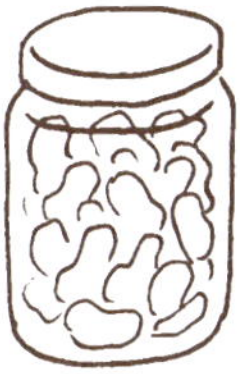

夕食

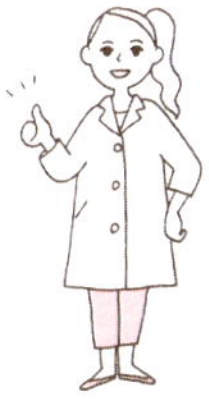

**酢しょうがを
おかずにちょい足し**

サラダや納豆に、酢しょうがを刻んでかけて。みそ汁にも、おろししょうがや蒸ししょうがの粉末を。

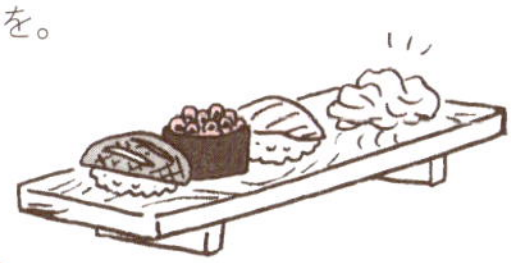

旅先

**蒸ししょうがの
粉末とみそは必携**

蒸ししょうがの粉末とみそを持参。滞在先でもカップにみそ、しょうがの粉末を入れて熱湯を注いで飲む。

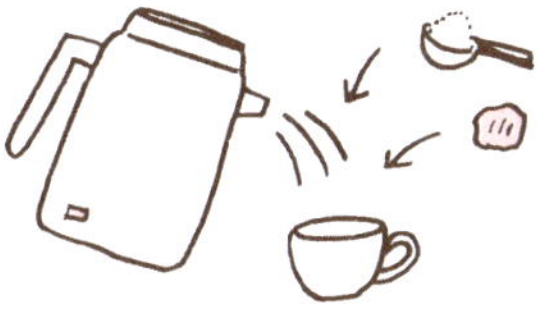

外食

寿司屋では必ずガリをおかわり

外食はお寿司屋さんがおすすめ。そのときは必ずガリを山盛り食べよう。

しょうががはがんも防ぐ
スーパー食材

しょうがは血行を促進する作用があるため、体をあたためるのはもちろん、新陳代謝を上げたり、白血球の働きを活発にしたり……、漢方薬の約7割に入っているといわれるスーパー食材です。

しょうがの辛味成分であるジンゲロールとショウガオールは、抗炎症作用や活性酸素を除去する作用もあるので、がん予防にも効果があると期待されています。

毎日の食事に、ぜひとり入れましょう。

蒸したらもっとスゴイ
蒸ししょうがパワー

しょうがを乾燥させるとあたため成分がパワーアップ

蒸し器かオーブンでカリッとするまで乾燥させて

ミルで粉末にして外食時にもさっと振りかけて

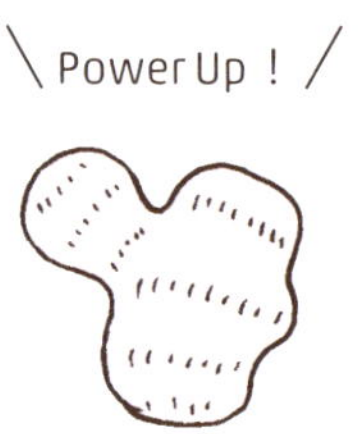

蒸ししょうがの作り方

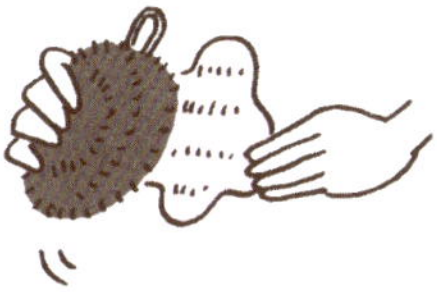

1 しょうがを洗う

皮つきのまま、たわしでよく水洗いし、汚れている部分だけ、こそげ落とす。

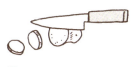

2 1mm厚さにカット

繊維に垂直に1mmの厚さにスライスする。厚すぎると乾燥しにくいので注意。

3 レンジか蒸し器で加熱

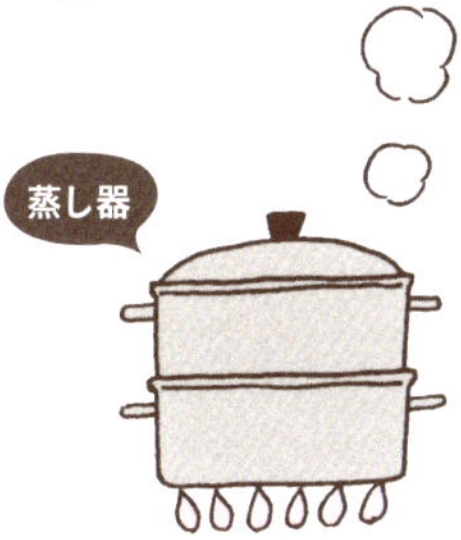

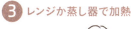

30分ほど蒸して、甘いにおいがしたら火を止め、ざるや皿などに広げて全体がカリッとするまで乾燥させる。

or

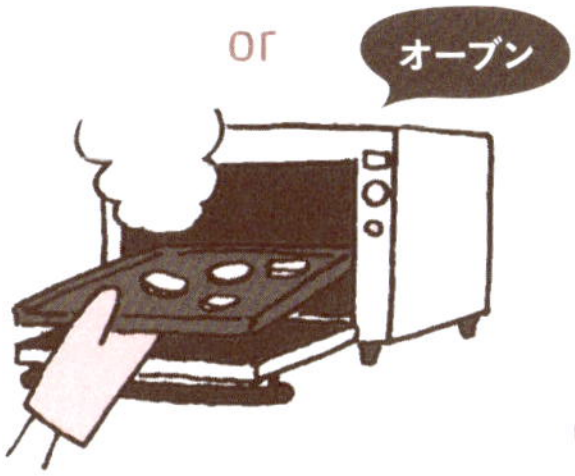

80度のオーブンで約1時間加熱する。茶色になり、干からびた感じになったら完成。

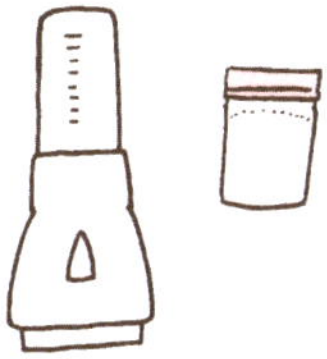

4 ミルで粉末にして保存

乾燥させたしょうがは、そのままか、ミルなどで粉末にして保存する。3カ月はもつ。

蒸ししょうが活用法

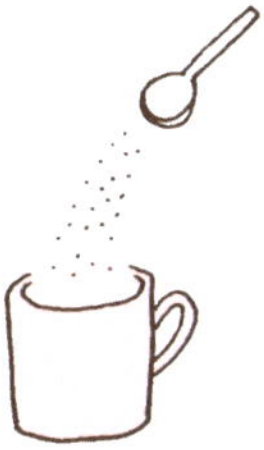

粉末にした蒸ししょうがを、紅茶、お湯、梅醤番茶に入れれば、簡単にしょうが生活が実現。

蒸ししょうがにすると あたため効果がアップ

しょうがは生のままでも効能がありますが、熱を加えて乾燥させると、あたため成分・ショウガオールが10倍にふえて、より体の中心からあたためる成分に変わります。

おすすめは、生のしょうがを蒸して乾燥させる「蒸ししょうが」です。ひねしょうがをスライスし、蒸し器かオーブンで蒸して、乾燥させればOK。粉末にすれば、外出先にも持参できて便利です。

あたため成分が
10倍に！

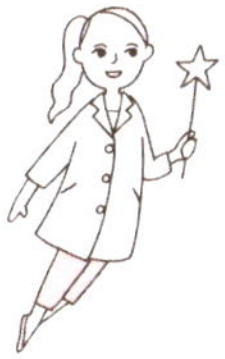

スゴイ！キャベツの力

ビタミンU
生キャベツには胃粘膜を修復する
ビタミンUが含まれている

酢キャベツ
酢キャベツにすれば
血流促進効果がぐんとアップ！

発酵キャベツ
酵素がふえて代謝が上がる
発酵キャベツもいちおし

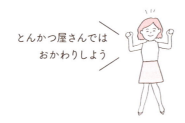

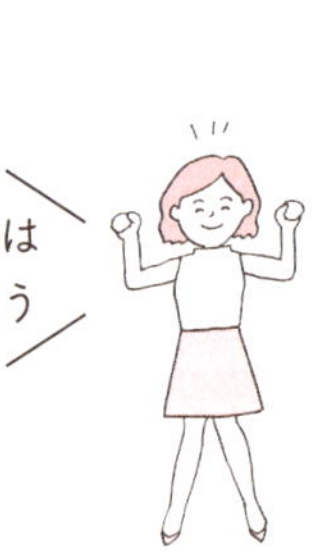
とんかつ屋さんでは
おかわりしよう

酢キャベツの作り方

せん切りキャベツをびんに入れ、キャベツをすべて酢につけ、ふたをして冷蔵庫で保存。1週間〜10日間おいたら食べごろに。冷蔵で約2週間保存可能。肉料理と合わせてもさっぱりしておいしい。

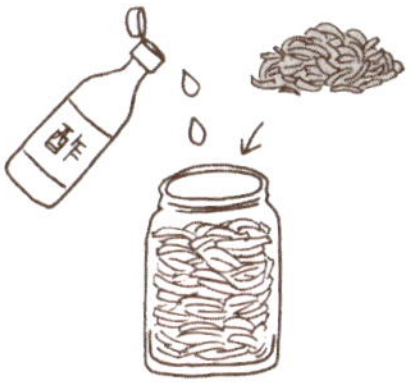
酢

発酵キャベツの作り方

ファスナーつき保存袋にせん切りキャベツ1個分、塩小さじ4、砂糖小さじ1/2を入れて混ぜ、重石をして3〜6日常温で発酵させる。発酵させることで、酵素がふえて代謝がアップ。植物性乳酸菌がふえて、腸内環境もととのう。

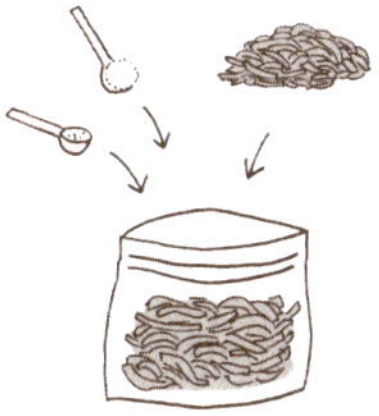

キャベツのスゴイ効能

- ビタミンC（抗酸化作用、美肌作用、免疫力アップ、疲労回復、ストレス対抗）
- ビタミンU（生キャベツの場合、胃粘膜の修復）
- ビタミンK（止血作用、骨粗しょう症の予防）
- βカロテン（体内でビタミンAに変わり、皮膚や粘膜の免疫を強化、眼精疲労）
- ビタミンB群（エネルギー代謝を助ける）
- イソチオシアネート（がん細胞の増殖を抑える）
- 葉酸（貧血の予防、胎児の発育を助ける）
- カリウム（利尿作用、降圧作用）
- 食物繊維（便通改善、美肌、コレステロールや糖の吸収を穏やかにする）

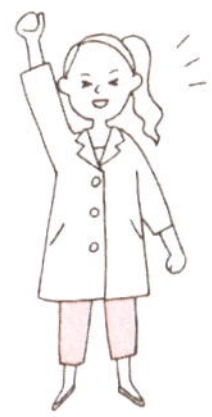
せん切りに
すればモリモリ
食べられる!

キャベツには胃腸をととのえる力があります

キャベツには胃粘膜を修復し、胃腸の不調を改善するビタミンUやリゾホスファチジン酸のほか、ビタミンCや食物繊維も豊富に含まれています。体温を上げて免疫力をアップさせる作用も。

ちなみにビタミンUとリゾホスファチジン酸は生で食べるほうが吸収がよいので、ジュースやサラダがベター。

さらに健康的に食べるには「酢キャベツ」や「発酵キャベツ」もおすすめです。

酢玉ねぎパワーに注目！

玉ねぎは**抗がん作用**の
強い陽性食品

黒酢に赤玉ねぎをつけた
酢玉ねぎは毎日でも食べたい！

酢は陰性食品でも
玄米からできる**黒酢は冷えにくい**

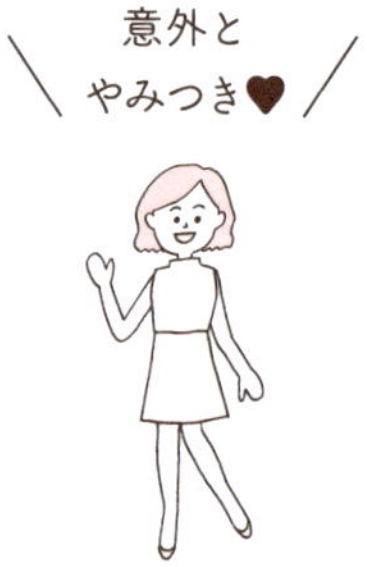

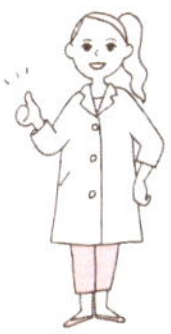

特に
黒酢×赤玉ねぎが
おすすめ！

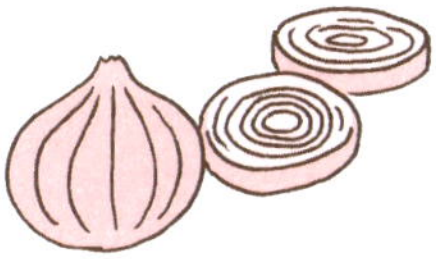

赤玉ねぎのパワー

赤い色素であるアントシアニンというポリフェノールが含まれ、強い抗酸化作用があるのが特徴。

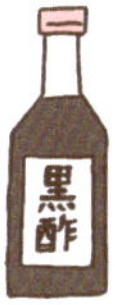

黒酢のパワー

原料の玄米を長時間かけて発酵熟成させているため、ビタミンやミネラル、アミノ酸が豊富。

酢玉ねぎのすごい効能

- 血圧を下げる
- 血糖値を下げる
- 血液がサラサラになる
- 動脈硬化を防ぐ
- コレステロールを下げる
- 疲労回復
- 腸内環境を改善する
- 骨粗しょう症の予防
- 免疫力アップ
- 老化を防ぐ
- 抗アレルギー作用がある
- ダイエットになる

黒酢赤玉ねぎの作り方

保存容器に黒酢400mℓ、繊維に沿って薄切りにした赤玉ねぎ1個、はちみつ大さじ3を入れる。3日ほど冷蔵庫でねかせて、サラダや肉料理にかけて食べる。

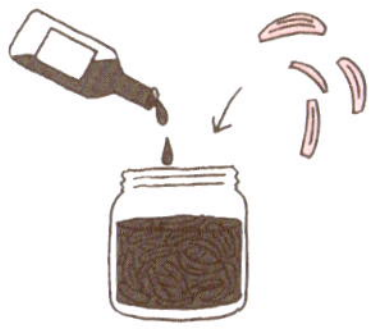

玉ねぎとはちみつは体をあたためる陽性食品

玉ねぎは体をあたためる陽性食品で抗がん作用も強いので、積極的にとりたい食材のひとつ。

おすすめは赤玉ねぎを黒酢とはちみつに漬けた「酢玉ねぎ」です。

本来、酢は体を冷やす陰性食品ですが、黒酢は玄米が原料なので栄養豊富で体を冷やしにくいといわれます。はちみつも陽性食品で、ビタミンやミネラルが多く、オリゴ糖が腸内環境をととのえてくれる優秀食材です。毎日少しずつ食べると冷え性改善に。

塩分は悪者ではありません！

塩は人間の体にとって
なくてはならない**陽性食品**

とるなら精製塩ではなく、
ミネラルたっぷりの**自然塩**を

1日1回、
みそ汁を飲む！

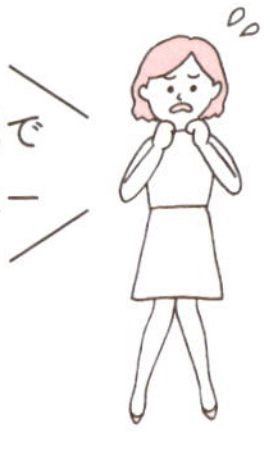

むくみが心配で
控えてたのにー

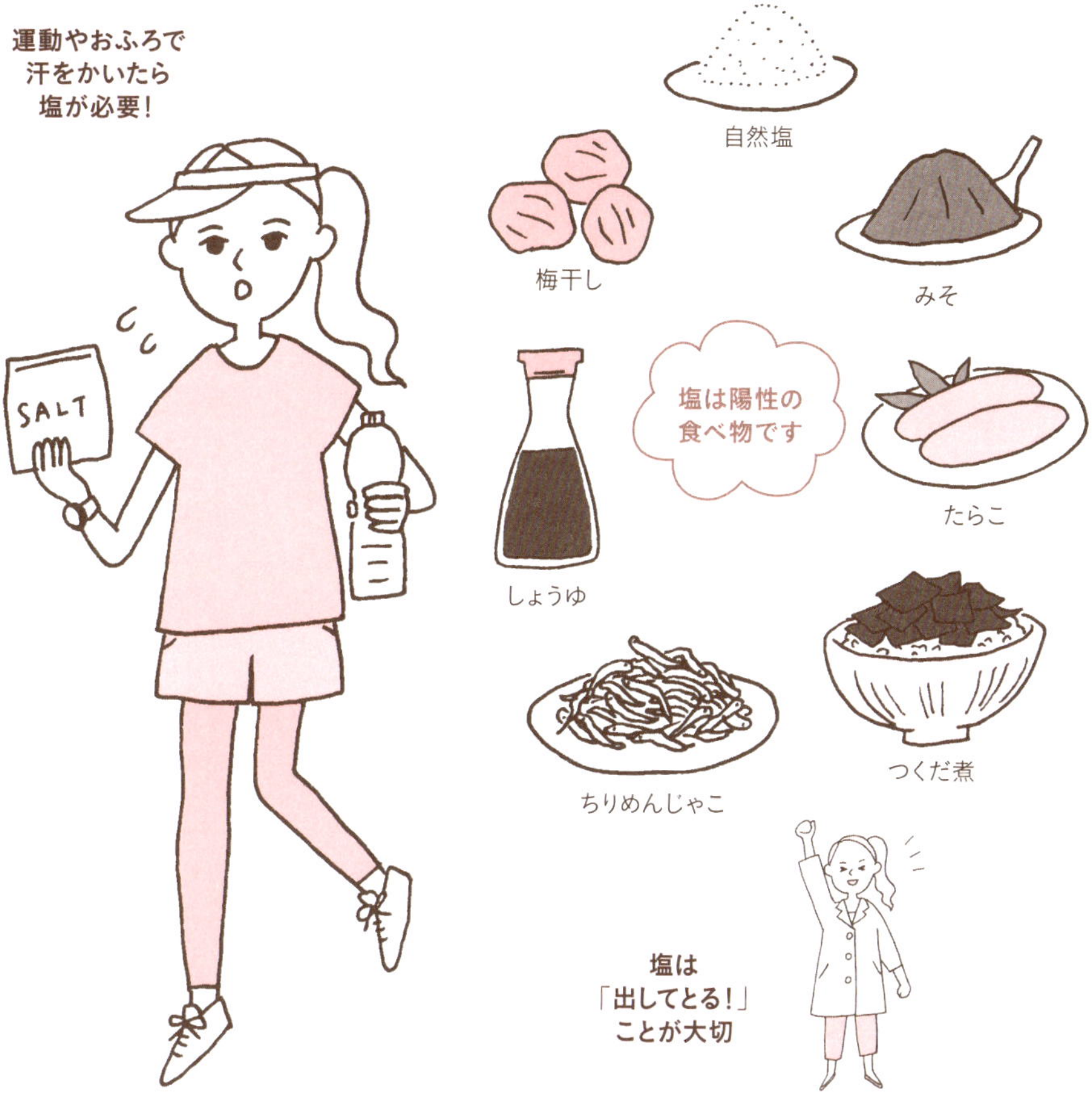
運動やおふろで
汗をかいたら
塩が必要！
SALT
自然塩
梅干し
みそ
塩は陽性の
食べ物です
しょうゆ
たらこ
つくだ煮
ちりめんじゃこ
塩は
「出してとる！」
ことが大切

体をあたためるには適度な塩分が必要

1960年代に減塩運動が起きて以来、「塩は悪者」というイメージが定着していますが、実は塩は私たちの体にとってなくてはならないもの。血液や胃液、汗、尿など人間の体液にはすべて塩分が含まれているからです。

海からとれたミネラルたっぷりの自然塩は、陽性の食べ物で体をあたためる作用があります。

1日1回はみそ汁を飲むなどして、うまくとり入れましょう。

抗がん作用の強い食材を意識

がんは珍しくありません。
生活習慣病のひとつ

抗がん作用の強い食品は
冷え対策にも有効

しょうがやにんじんは
抗がん作用最強の食材

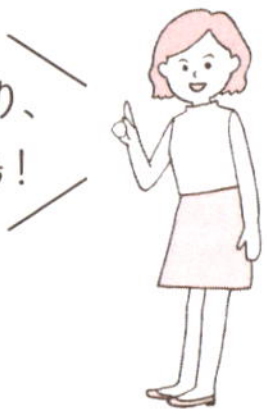

がん予防と冷えとり、
一石二鳥！

アメリカ国立がん研究所 抗がん作用ランキング

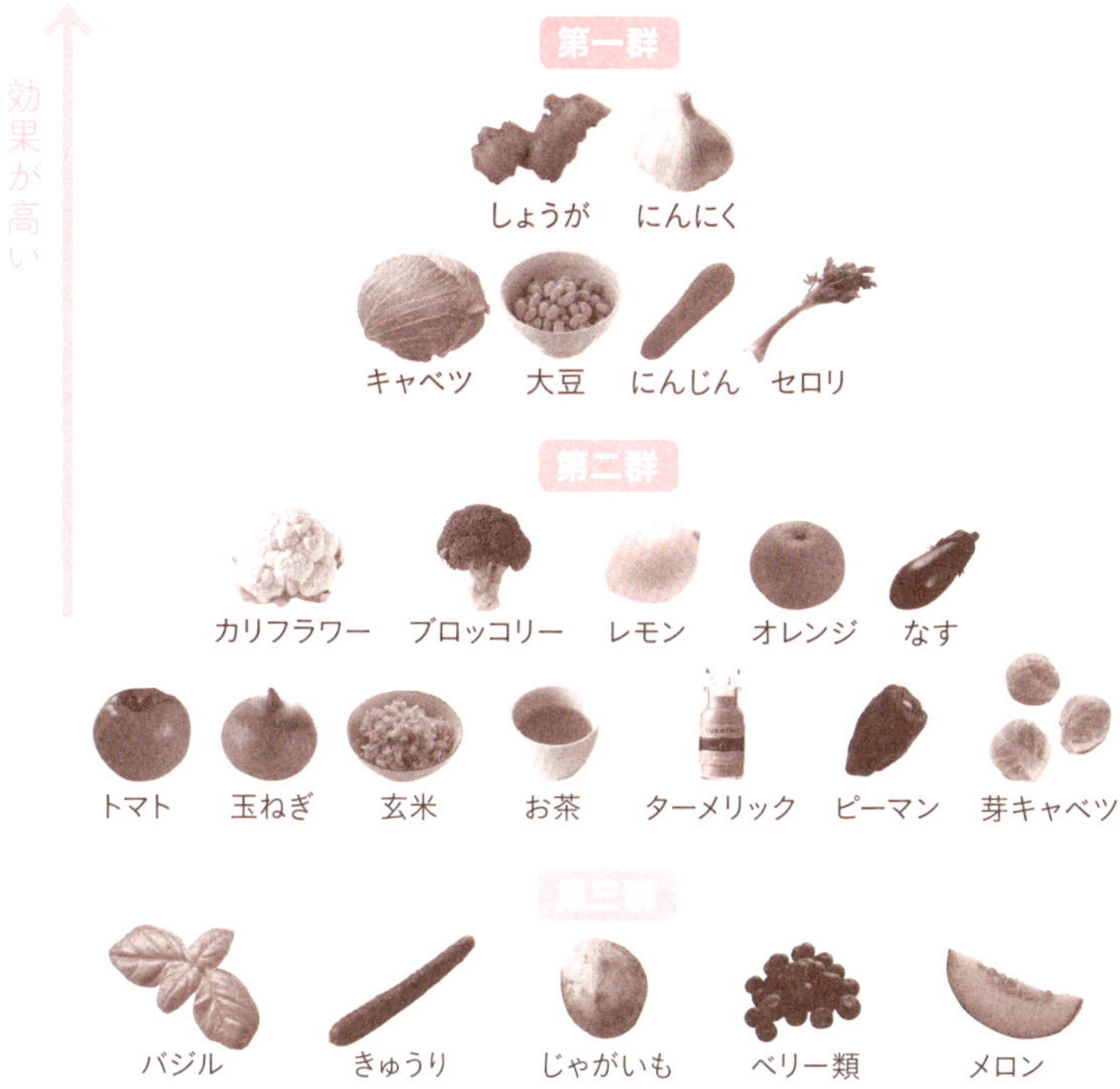
効果が高い
第一群
しょうが
にんにく
キャベツ
大豆
にんじん
セロリ
第二群
カリフラワー
ブロッコリー
レモン
オレンジ
なす
トマト
玉ねぎ
玄米
お茶
ターメリック
ピーマン
芽キャベツ
第三群
バジル
きゅうり
じゃがいも
ベリー類
メロン

抗がん作用の強い食材は陽性食品が中心

がんも生活習慣病のひとつ。予防は他の病気と同様、ふだんの食生活が大事です。上の図はアメリカ国立がん研究所が発表した抗がん作用ランキング。

朝食はにんじんりんごジュース、夕食に玄米、野菜のみそ汁など、毎日抗がん作用の強い食材をとることは決してむずかしくありません。

抗がん作用の強い食材は体を活性化するので、冷え対策にも有効です。意識して、献立を考えてみてください。

毎日の食卓に意識的にとり入れて

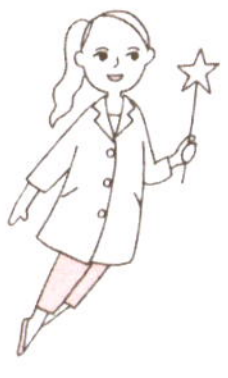

いつでもホッと♡あたためドリンク

基本はにんじんりんごジュースとしょうが紅茶

どんなドリンクにもしょうがのすりおろしをプラス！

体内の余分な水分を出すならあずき茶がＧＯＯＤ！

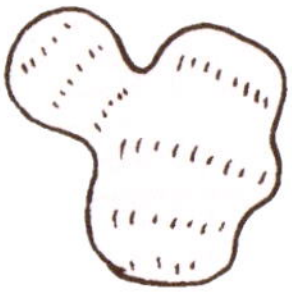

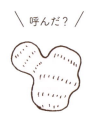

おすすめあたためドリンク！

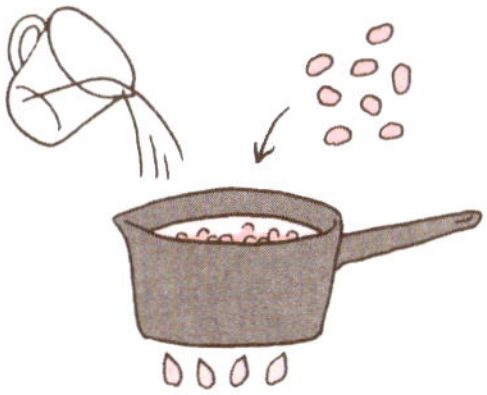

あずき煮

あずき50gと水3カップをなべに入れて火にかけ、煮立ったら弱火にして30分ほど煮込む。塩とはちみつで調味して。

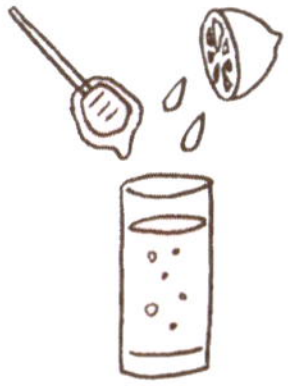

レモネード

レモン1/2個分のしぼり汁をカップに入れて、しょうが湯（右）を注ぎ、好みではちみつを入れ、よくかき混ぜて飲む。

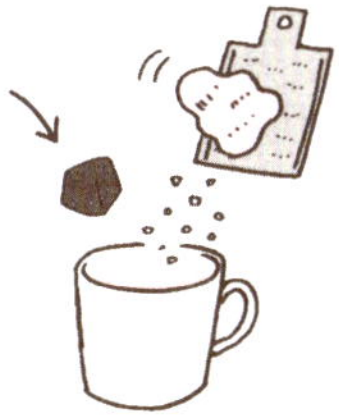

しょうが湯

親指大のしょうがをすりおろし、そのままかしぼり汁をお湯に溶かす。好みに応じて黒砂糖かはちみつを入れて。

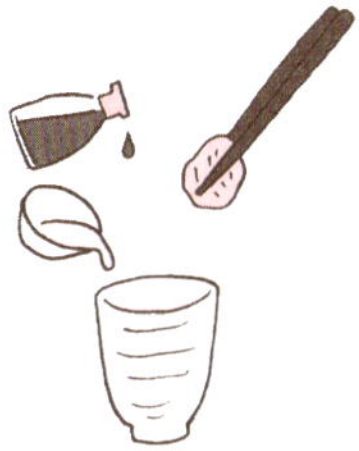

梅醤番茶

梅干しの果肉を湯飲みに入れて、はしでつぶし、しょうゆを数滴たらして混ぜる。しょうがのしぼり汁を入れたら完成。

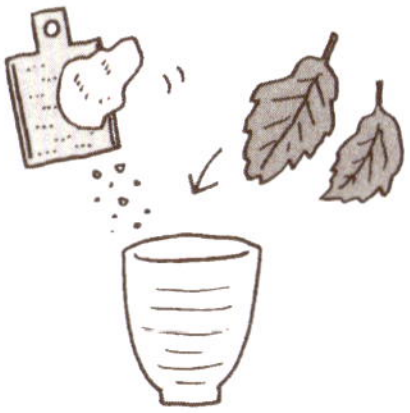

しその葉加しょうが湯

青じその葉2～3枚をパリパリになるまで火であぶり、湯飲みに入れ、おろししょうがと熱湯を加えて飲む。

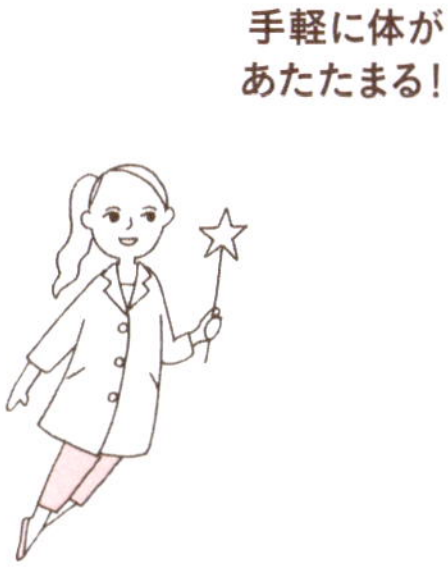

ほんのひと手間であたためドリンクに

あたためドリンクの基本は、にんじんりんごジュースとしょうが紅茶ですが、しょうがやしそ、梅干しなど体をあたためる食材を使ったドリンクもおすすめです。

どれも血行を促進し、リラックス効果や美容効果が期待できます。

なかでも、あずきは利尿作用のあるサポニンを含み、体内の水を排出する効果があるので、あずき煮にして飲むとむくみ解消にも効果的。梅醤番茶は生理痛や便秘、下痢にも効きます。

お酒で体をあたためる

お酒にも
陽性と陰性がある

陰性のお酒は
陽性のおつまみとセットで

お酒を飲む前に汗をかけば
二日酔い予防になる

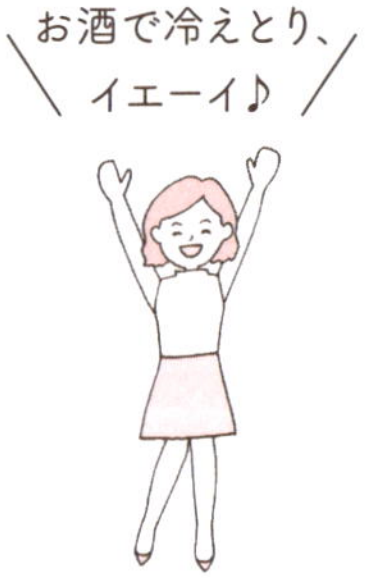
お酒で冷えとり、
イエーイ♪

陰性のお酒

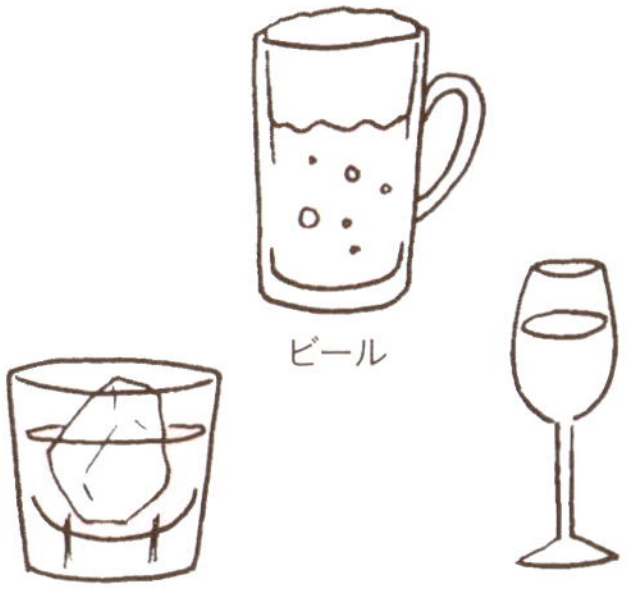
ビール
ウイスキー
白ワイン

陽性のお酒

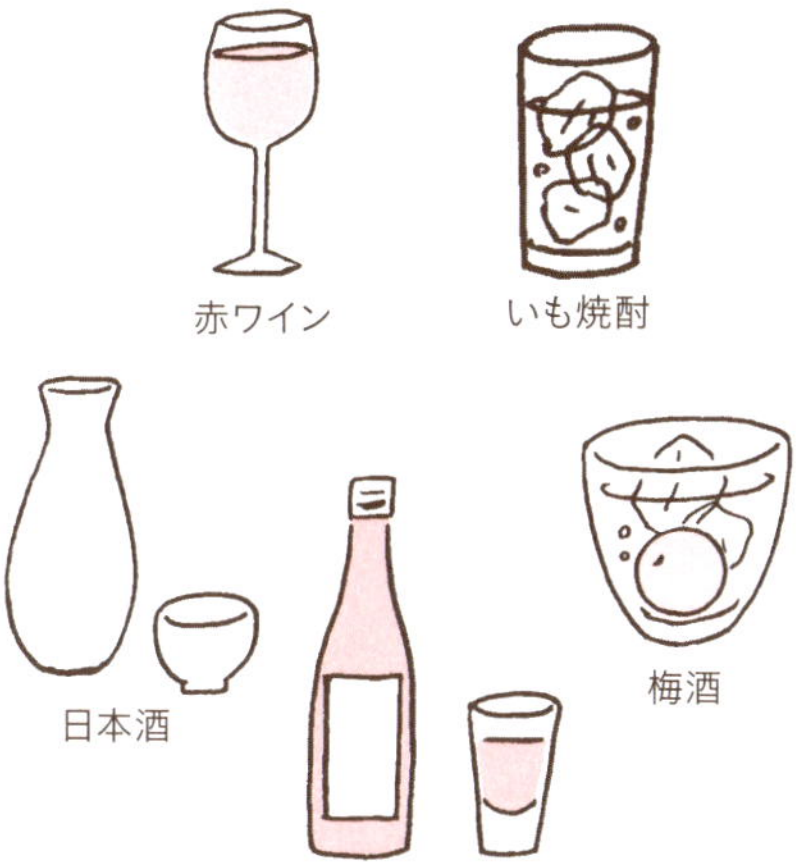
赤ワイン
いも焼酎
日本酒
梅酒
紹興酒

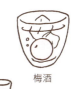

＋

＼陽性のおつまみをプラス／

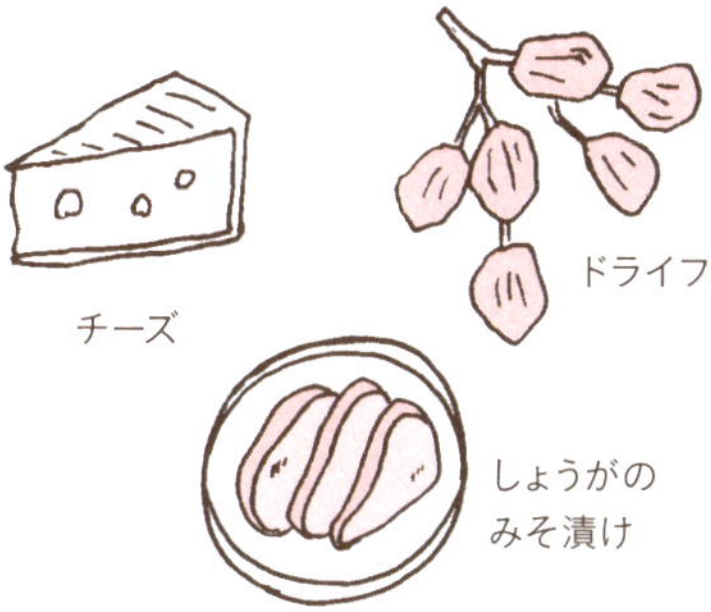
チーズ
ドライフルーツ
しょうがの
みそ漬け

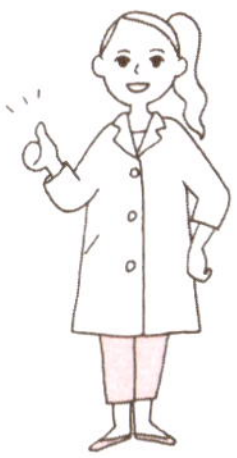
陰性のお酒は
おつまみで
ひと工夫！

お酒にも体をあたためる陽性のものがあります

体をあたためるお酒は、赤ワイン、いも焼酎、日本酒、紹興酒、梅酒など。

反対にビールやウイスキー、白ワインは体を冷やすので、おつまみは、しょうがのみそ漬けやチーズなど陽性の食品と組み合わせましょう。

また、お酒を飲む前は運動やサウナなどでしっかりと汗をかき、あらかじめ水分を排泄しておけば二日酔い予防に。しょうがをお酒に入れて飲むのもおすすめです。

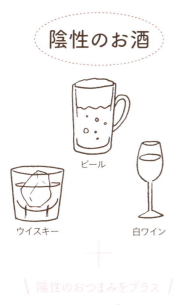

食べすぎた？と感じたら
プチ断食

断食で胃腸を休ませれば
自然治癒力が高まる

メニューは**にんじんりんごジュース**
＋**具なしみそ汁**や**しょうが紅茶**

本来は1週間だけど
半日や1日でもOK

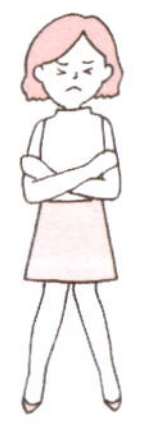

メニューの中心は

にんじんりんごジュース

水分を全くとらないのは危険。断食中は代謝や免疫を上げる、にんじんりんごジュースを。

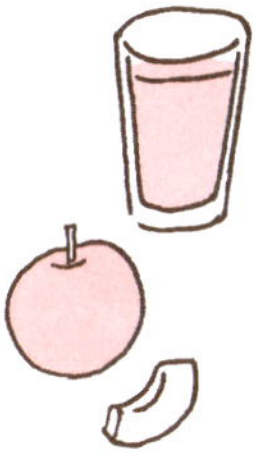

プチ断食の仕方

朝	にんじんりんごジュース	
	具なしみそ汁	
昼	にんじんりんごジュース	
	黒砂糖入りしょうが紅茶	
夜	にんじんりんごジュース	

おなかがすいたら、具なしみそ汁か黒砂糖入りしょうが紅茶を。断食が終わっても、いきなりたくさん食べず、重湯やおかゆで胃を慣らしながら、徐々に平常に戻していく。

プチ断食の効果

- 胃腸が休まる
- デトックスできる
- 免疫力がアップする
- ダイエット効果がある
- 味覚が改善される
- 頭が冴える
- 気持ちが前向きになる
- よく眠れる

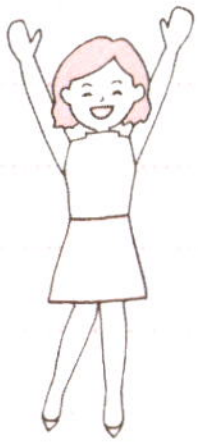

断食中も
水分は
必要です

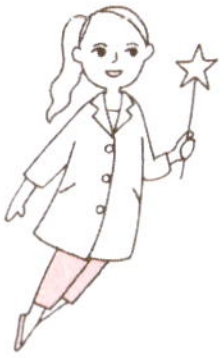

たまのプチ断食で胃腸の疲れを休ませて

1日3食とる現代人は常に胃腸を酷使していますが、ときどき断食で胃腸を休ませれば自然治癒力が高まり、デトックス効果がもたらされます。また体内の老廃物を出し切ることで、血液循環がよくなります。

本来の断食は1週間行いますが、半日や1日でも効果があります。朝だけにんじんりんごジュースにおきかえるのもOK。ただし生理前は効果が出にくいと知っておいて。

教えてニーナ先生

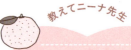

冬期講習

本格的に冷え込む季節。
冷えからつながるかぜや
インフルエンザも心配です。

冬は血液がドロドロになりがち……

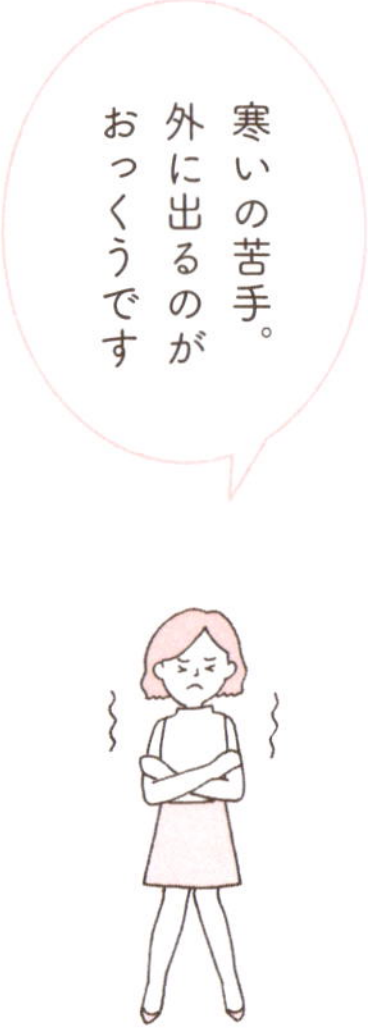
寒いの苦手。外に出るのがおっくうです

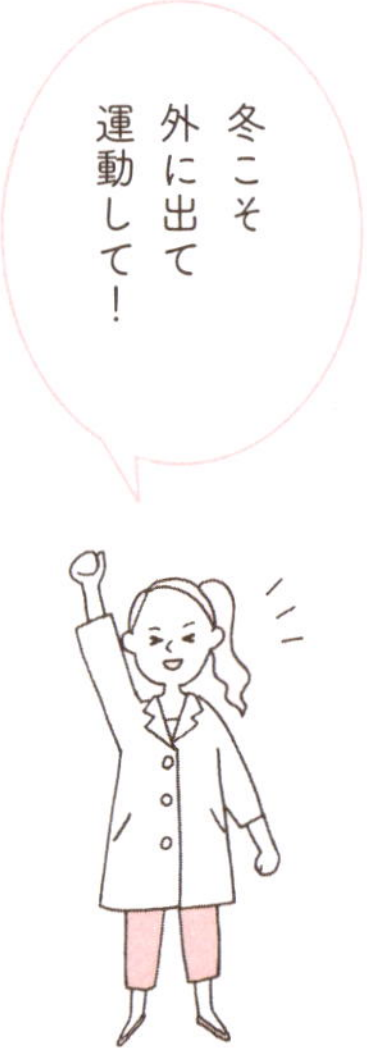
冬こそ外に出て運動して！

夏に比べるとあまり汗をかかない冬は、体の中の老廃物を排泄できず、血液がドロドロになりがち。特に体が冷えていると、排泄臓器の働きが落ちて代謝も悪くなるため、余計にたまりやすくなります。ドロドロ血を改善するには、とにかく体をあたためて老廃物を出すこと！

ドロドロ血の改善法は？

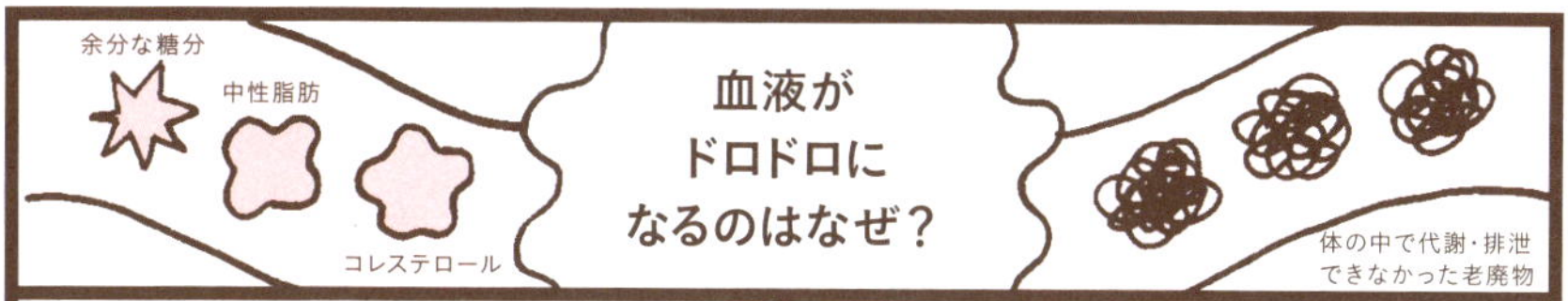

余分な糖分
中性脂肪
コレステロール
血液がドロドロになるのはなぜ？
体の中で代謝・排泄できなかった老廃物

①いちばんの原因は、食べすぎ

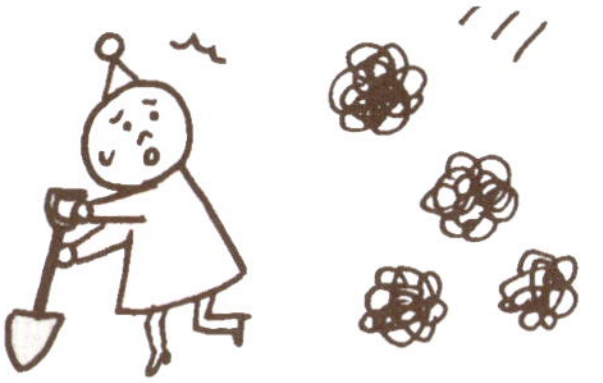

②便秘がち、汗をかく習慣がない、尿の出が悪い

デトックスできないので、血液が汚れます

③冷え

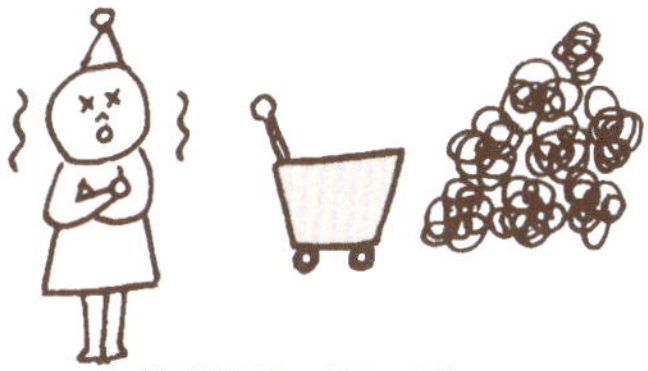

排泄臓器の働きが落ち、代謝も悪いので老廃物がたまります。

④睡眠不足やストレス

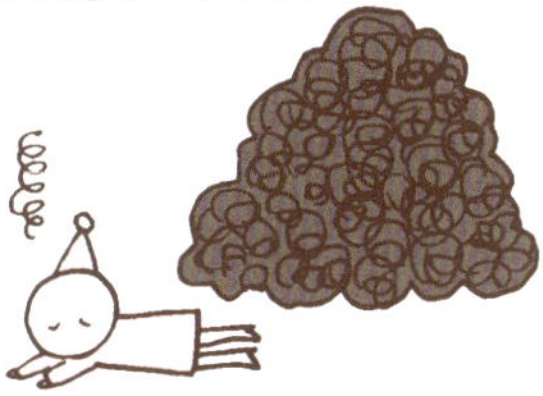

交感神経が優位になって血管が収縮し、体の冷えを招く→長期的になると血液が汚れる

病気の予防にもつながります。

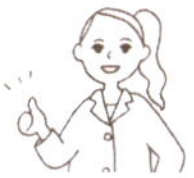

つまり 血液ドロドロを改善するには**デトックス！**

改善法

1 小食にする

腹六分目以下の小食にし、体に余分なものを入れない。

2 便秘をしない

2日に1回は必ず排便し、便秘にならない。老廃物を出す基本。

3 汗をかく

運動やおふろで毎日、汗をかいて、体の中の老廃物を出す。

4 しょうがをとる

血液サラサラ効果のあるしょうがは、冬こそしっかりとること。

かぜ&インフルエンザ予防も 毎日の冷えとり&生活から

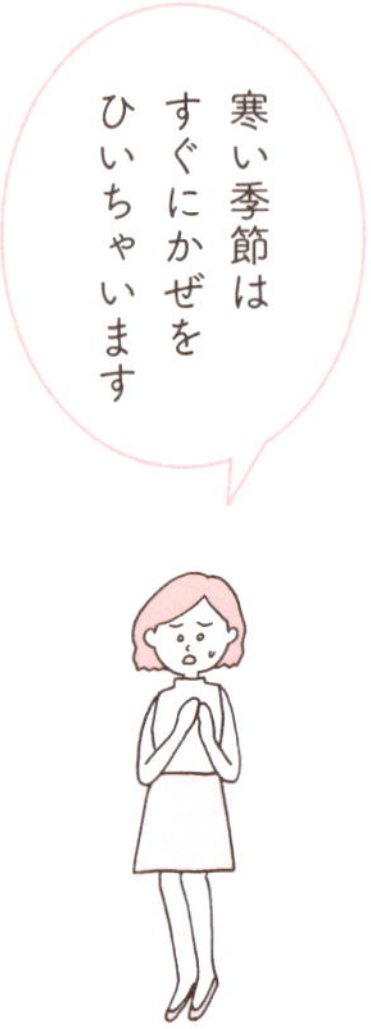
寒い季節は
すぐにかぜを
ひいちゃいます

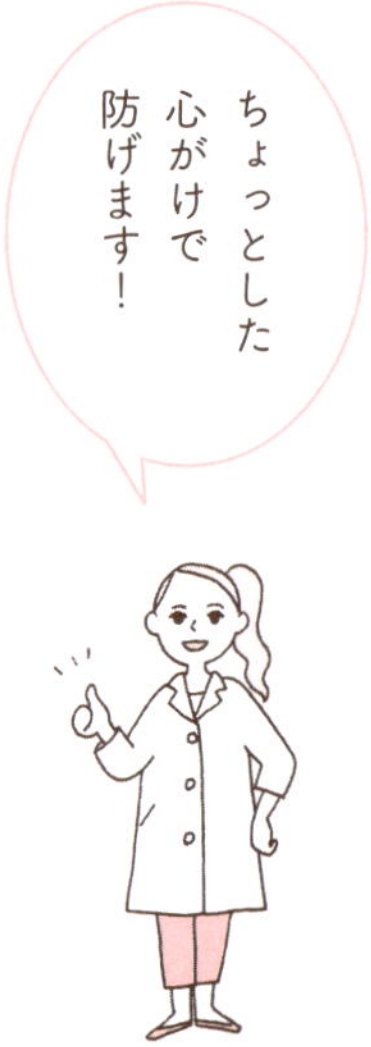
ちょっとした
心がけで
防げます!

冬本番。かぜやインフルエンザを予防するポイントを知って、元気に乗り越えましょう。いちばんのポイントは毎日、湯ぶねにつかること。じわっと汗が出ると体温が1度上がって体があたたまり、ウイルスや菌を退治する白血球の働きが約5〜6倍になります。

かぜ&インフル予防にはコレ！

1 紅茶でうがいをする

紅茶の赤い色素・テアフラビンは、ウイルスの増殖を防ぐ。

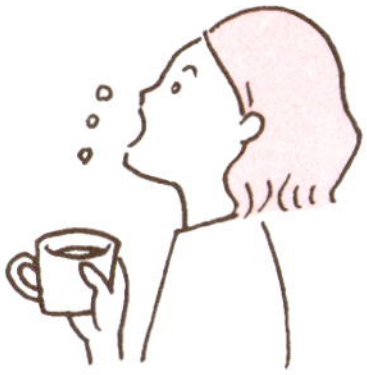

2 人混みに出るときはマスク

マスクはウイルス侵入を防ぐだけでなく、体感温度もアップ。

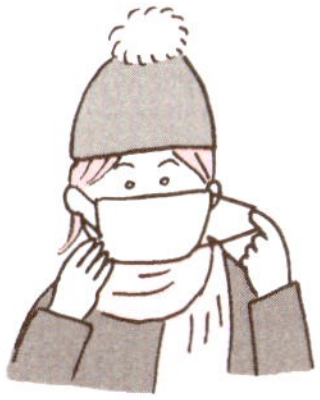

3 手洗い&うがいはまめに

ウイルスの侵入を防ぐ予防の基本。外から帰ったあとの習慣に。

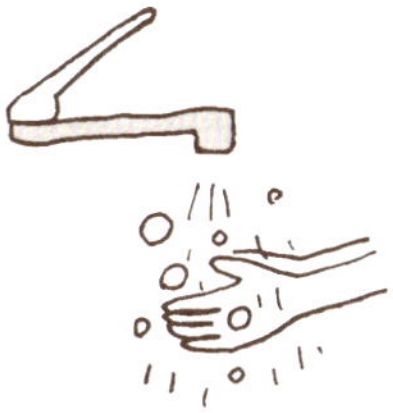

4 しょうがを食べる

しょうがに含まれる辛味成分が、白血球の働きを強くする。

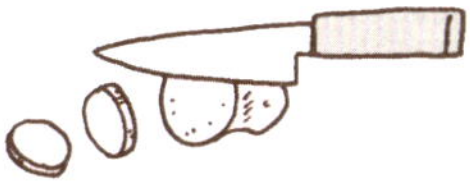

5 湯ぶねにつかる

ウイルスが体内に侵入するのを防ぐ唾液中の分泌型IgAが増加。

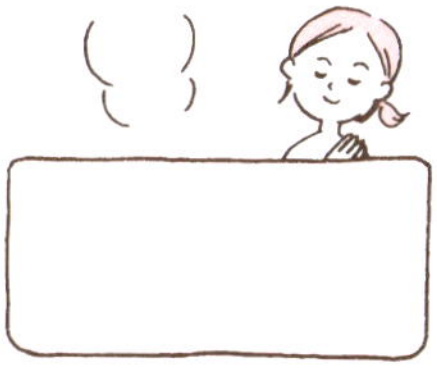

6 にんじん、ねぎ、玉ねぎを食べる

免疫機能を高める食材を食べて、かぜの初期症状を撃退。

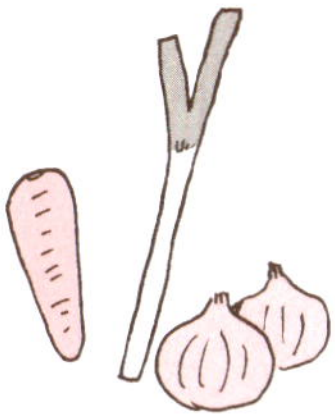

7 よく寝る

睡眠をしっかりとると、免疫力をアップさせられる。

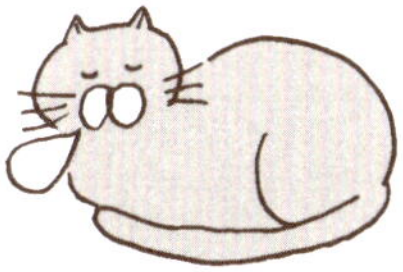

8 部屋の湿度を50〜60%に保つ

空気が乾燥するとかぜをひきやすくなる。加湿器や室内干しを。

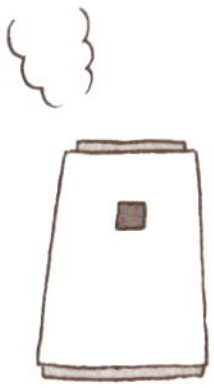

うっかりかぜをひいてしまったときのセルフケア

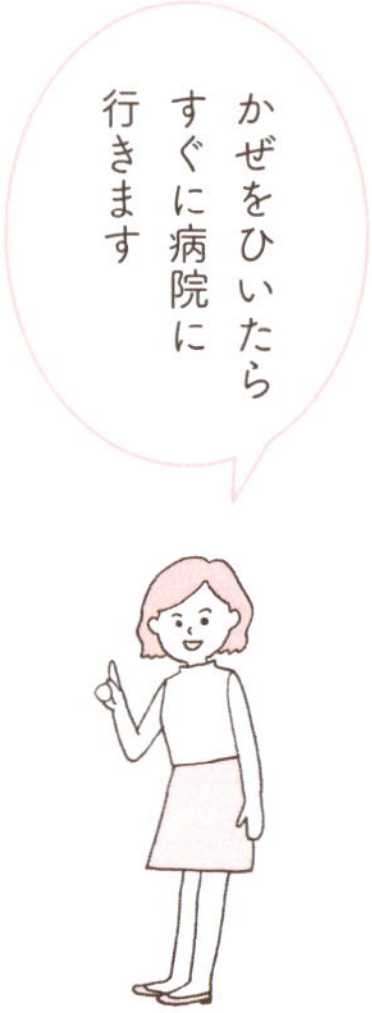
かぜをひいたら
すぐに病院に
行きます

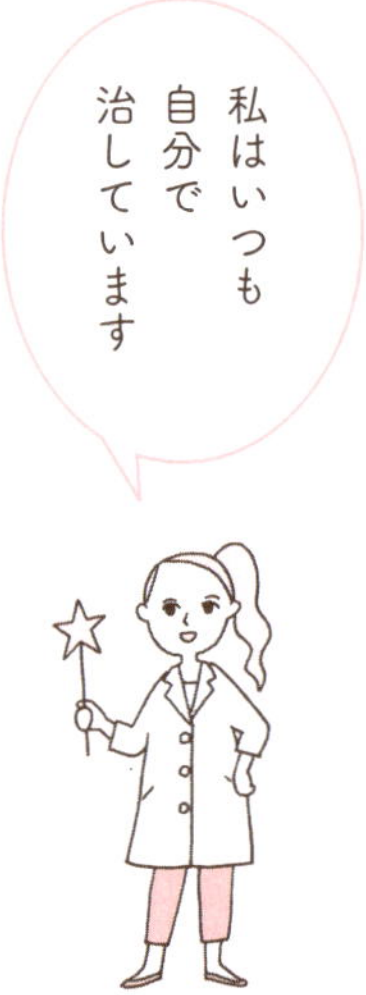
私はいつも
自分で
治しています

体内に「冷え」が入り込むと、体が弱ってかぜの原因となります。ひいてしまったら、体をあたためて免疫力をアップさせることが大切。食べると消化活動にエネルギーをとられるので、何も食べないほうが回復が早くなります。食べるなら、体をあたためる食材を。

かぜをひいてしまったら？

1 あまり食べないようにする

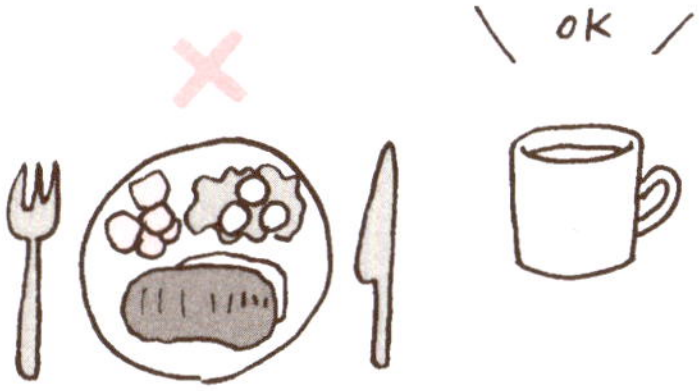

空腹になると、体の免疫力はぐんと上がる。水分だけとって、ほとんど食べないのが正解。

2 湯ぶねにつかって汗をかく

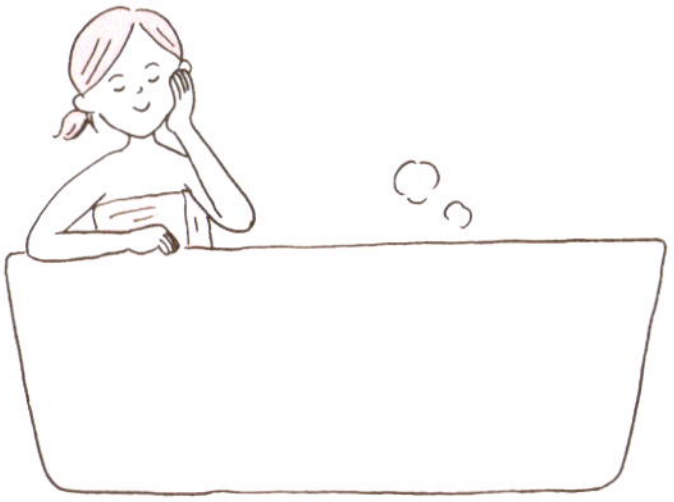

おふろで汗をかいたら、白血球の働きがよくなり免疫力アップ。ウイルスの侵入を防ぐ。

3 葛根湯《かっこんとう》を飲む

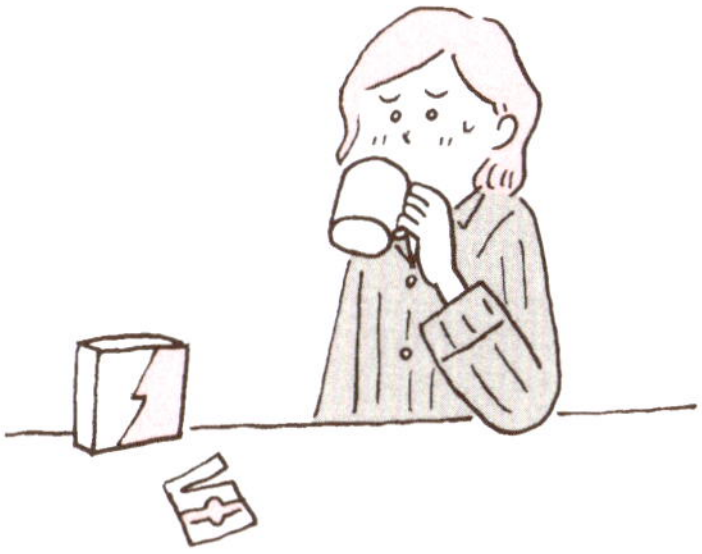

かぜの漢方薬といえば葛根湯。飲むと汗が出て体温が上がり、体の働きが活発になる。

4 体をあたためるものを飲む

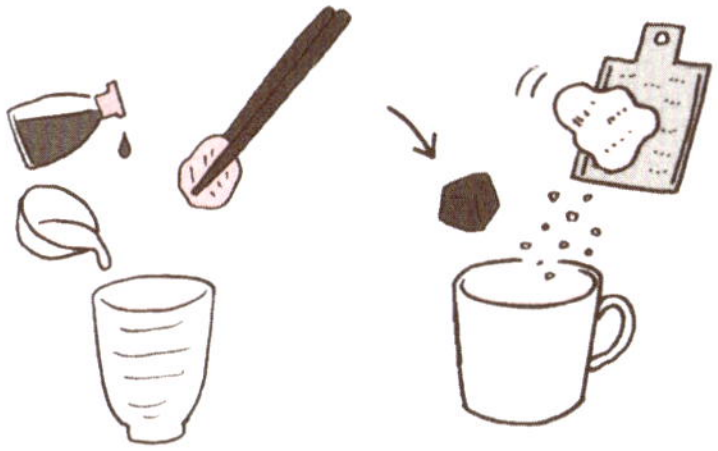

体をあたためる＆殺菌作用のあるしょうが紅茶は最強の組み合わせ。梅醤番茶（p.71）も◎。

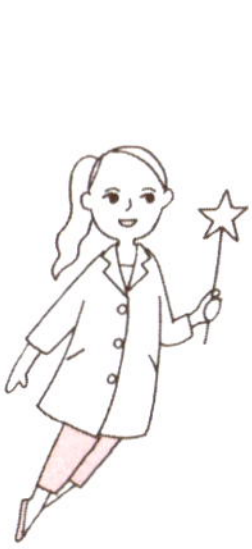

具合が悪いときは
食欲が回復するまで
「食べない」のが
いちばん！

かぜの治し方〈ニーナ先生の場合〉

かぜをひいたときは、プチ断食します。1日2〜3回、にんじんりんごジュースとしょうが入りみそ汁を飲み、のどがかわいたら水分補給。葛根湯を飲んで、ひたすら寝ます。

インフルエンザにかかってしまったら麻《ま》黄《おう》湯《とう》を飲んでよく寝ること

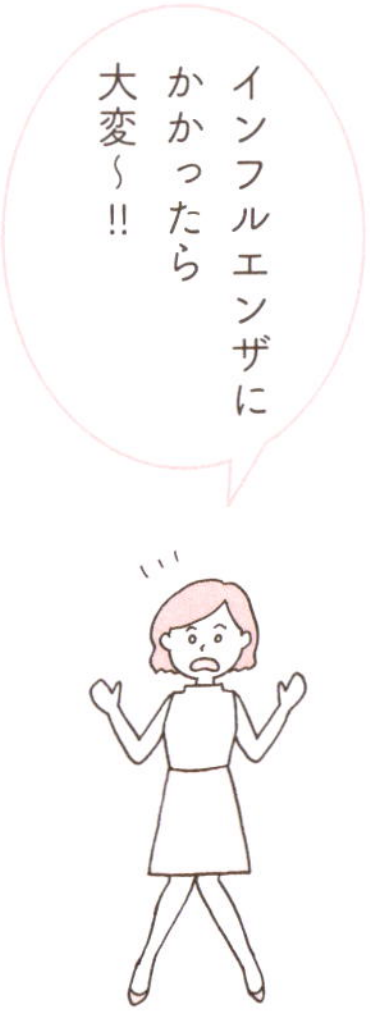
インフルエンザに
かかったら
大変〜!!

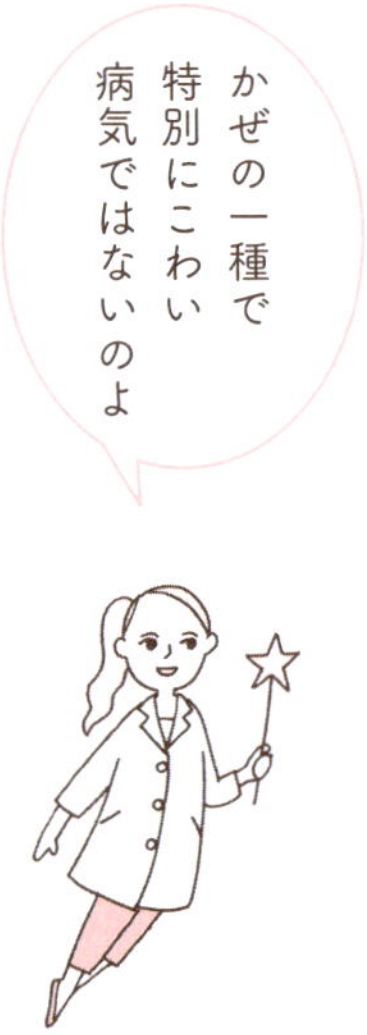
かぜの一種で
特別にこわい
病気ではないのよ

インフルエンザは昔からある、かぜの一種。もしかかってしまったら、対処法はかぜ（p.80）と同じです。水分を補給しつつ、食欲が戻るまではあまり食べずに寝ること。漢方薬は麻黄湯や葛根湯を。麻黄にはウイルスの増殖を抑える作用があります。

インフルエンザにかかってしまったら？

1 水分をとり、食事はあまりとらない

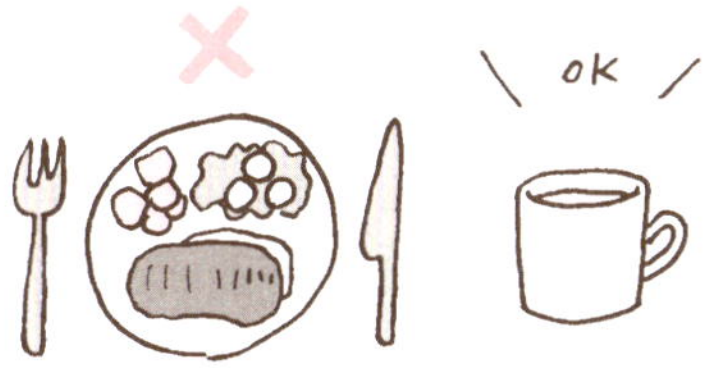

食事は胃腸に負担がかかるため、必要以上にとらないこと。

2 食べるなら黒糖やりんごなど

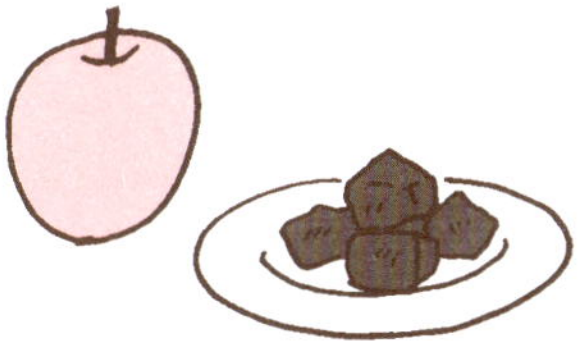

おなかがすいたら、ミネラルやビタミンが豊富な黒糖やりんごを。

3 熱が出ているときは無理に厚着をしない

発熱時は薄着で。厚着しすぎると汗が蒸発せず、体に熱がこもる。

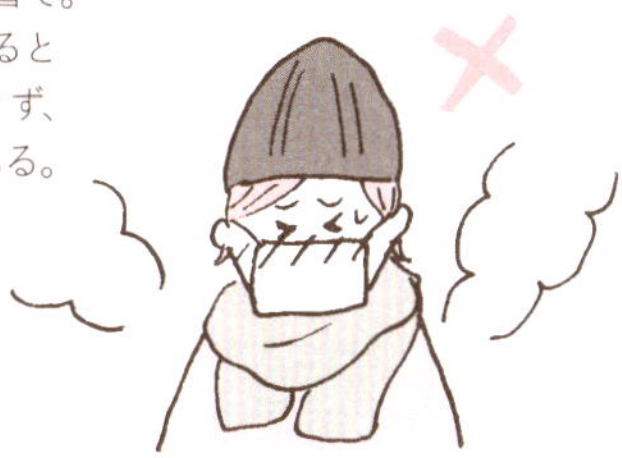

4 解熱剤はむやみに使わない

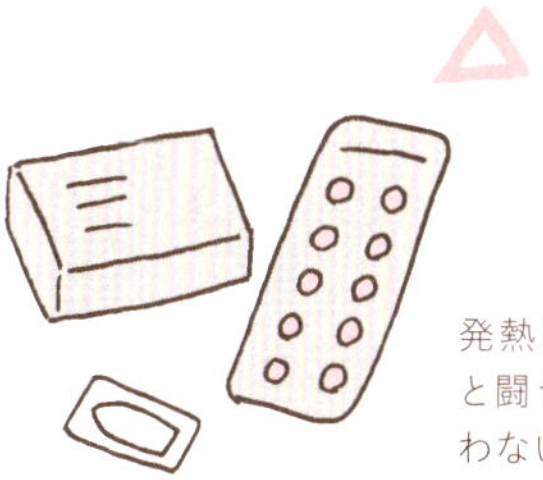

発熱はウイルスと闘うため。使わないほうが治りが早いことも。

5 麻黄湯を飲む

解熱作用の強い漢方薬。通常のかぜより多めに飲んで。

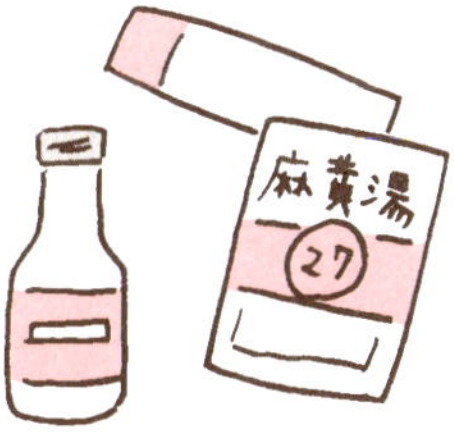

6 よく寝る

睡眠により免疫を活性化させる副腎皮質ホルモンが分泌される。

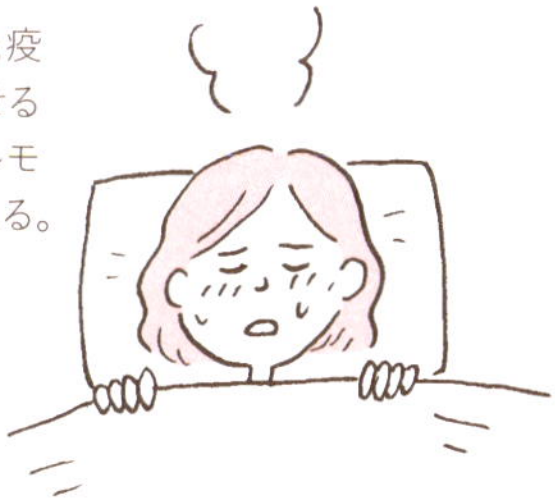

Lesson 3

体の芯からあたたまる「おふろ」

湯ぶねにつかるのはもちろん、
ちょっとしたワザで
さらにポカポカ体質に！

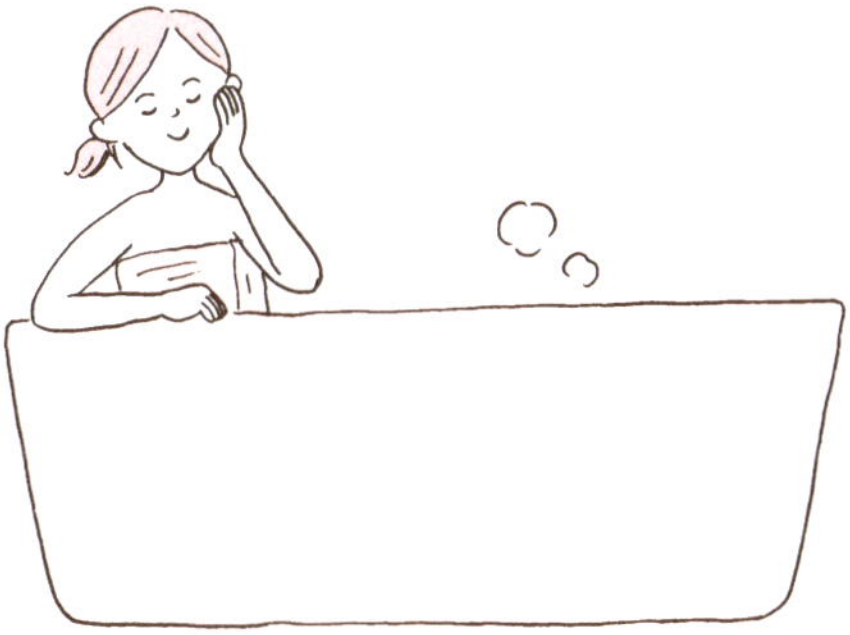

毎日必ず湯ぶねにつかる

湯ぶねにつかれば体の芯からあたたまる

寝る前はぬるめのお湯で副交感神経を優位に

入浴前後に運動をするとあたため効果がアップ!

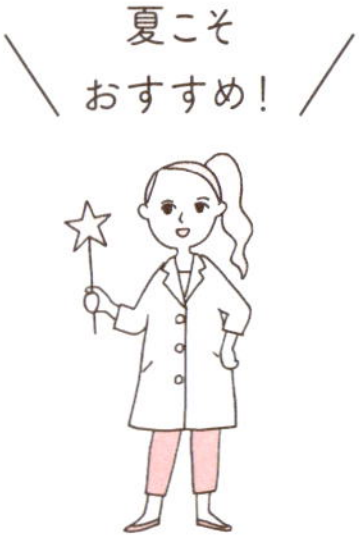

冷えとり入浴のポイント

1
じわじわと汗をかくぐらいつかる

湯ぶねにはさっとではなく、うっすらと汗をかくまでつかる。汗が出るのは、体温が1度上がった証拠。

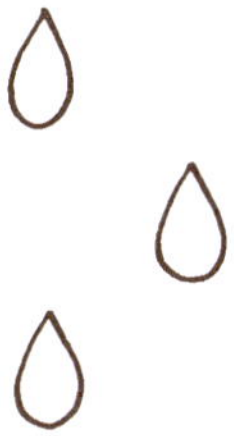

2
夜、寝る前ならぬるめのお湯

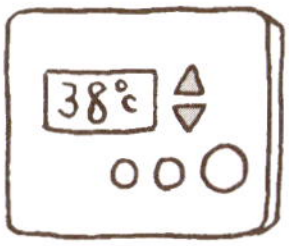

ぬるめのお湯は副交感神経が優位になり、リラックス効果を高める。夜、寝る前はぬるめのお湯に入って。

3
半身浴は上半身の冷えに注意

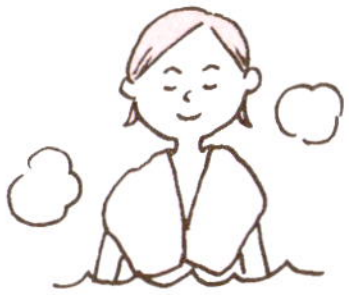

上半身が冷える冬場は、肩にタオルをかけて。ぬるくなったら、追いだきしたり熱いお湯を足して温度をキープ。

もっとあたため！

スクワット → 入浴 → ストレッチ

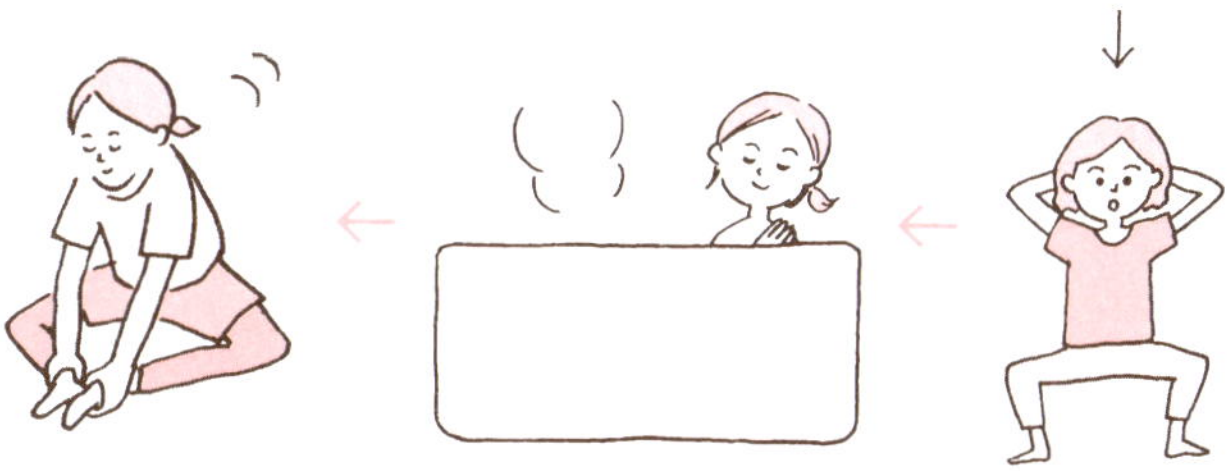

入浴前に筋肉運動をすると代謝が上がり、汗が出やすくなる。また入浴後はストレッチで体を伸ばして。血行がよくなり、老廃物や余分な水分の排泄に効果的。

シャワーだけでは体があたたまりません

時間がないから、と入浴をシャワーだけですませることもあるかもしれませんが、それでは体の芯からあたたまりません。

冷え解消には、3分でもいいので毎日湯ぶねにつかりましょう。あたたまり方や疲れのとれ方、肩こりやむくみの解消具合、睡眠の質などが全く変わってきます。

夏の暑い時期であっても、エアコンで冷えていることが多いもの。湯ぶねで一日の冷えをリセットしてください。

効果絶大な3-3-3入浴法

3分つかる×3回=9分で
汗がドバッ

たったこれだけで
30分のランニングに匹敵

慣れたら徐々に回数を
ふやしていく

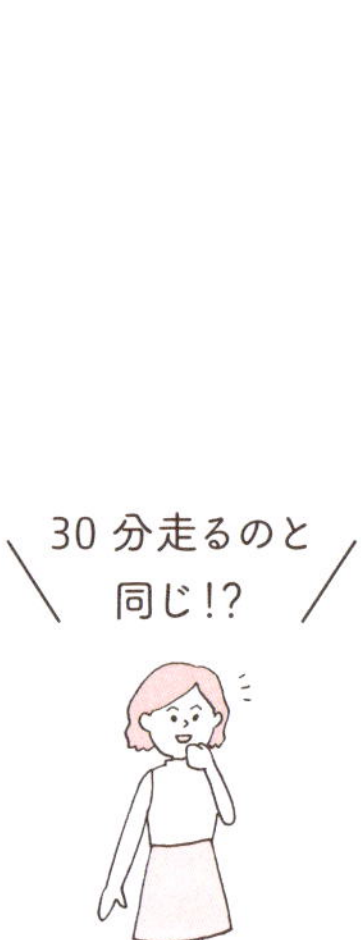

3−3−3入浴法って?

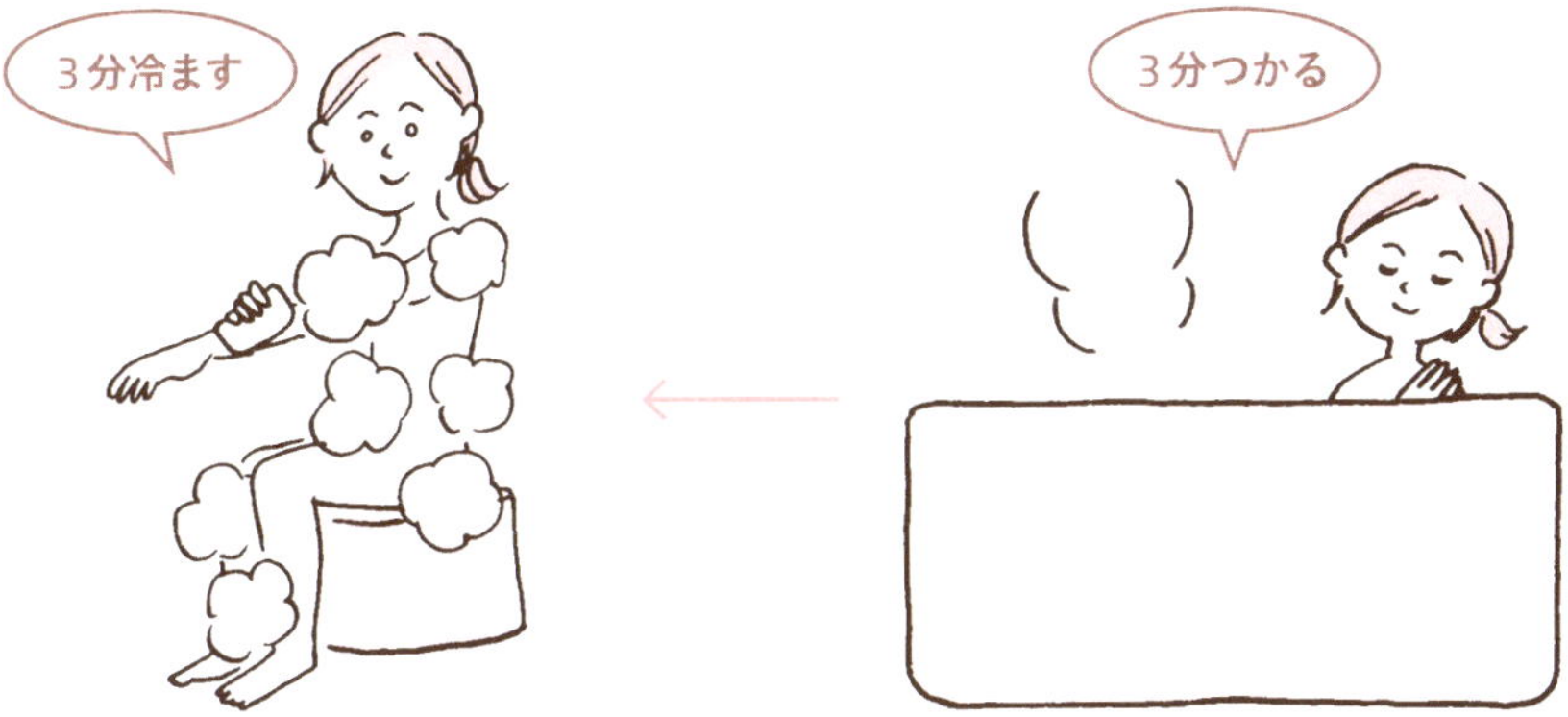

1 42度以上の熱めのお湯に、肩まで3分つかる。

2 湯ぶねから出て3分間、体や頭を洗う。その後、1と2を3回繰り返す。

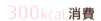

× 3セット

=

300kcal消費

(1時間のウォーキング、30分のランニング)

初めは週3回、慣れたら1セットずつふやして

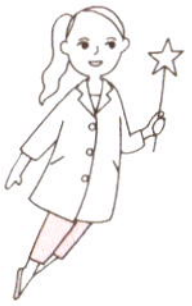

湯ぶねにつかるのはトータル9分でいいんだ!

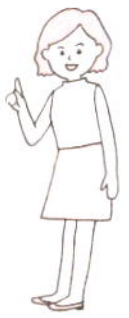

3分つかる→上がるを3回繰り返す入浴法

冷え性で運動不足の人におすすめなのが、42度以上のお湯に3分つかる→湯ぶねから上がる、を3回繰り返す「3-3-3入浴法」。

実は湯ぶねにはトータルで9分しかつかりませんが、とても汗が出るうえに、30分のランニングにあたる300kcalも消費するので、ダイエットにもぴったり。

運動する時間のないときこそ、3-3-3と覚えておいて!

半身浴でじんわり汗トレ

みぞおちから下だけつかって**下半身をあたためる**

夏は38度前後、**冬は40度**前後が適温

30～40分つかればじわっと汗をかいて血行促進に

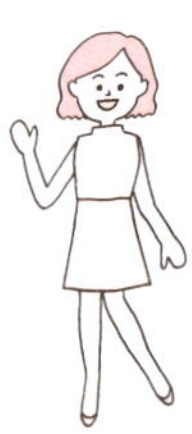

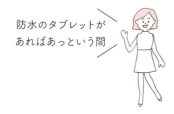

防水のタブレットがあればあっという間

半身浴の仕方

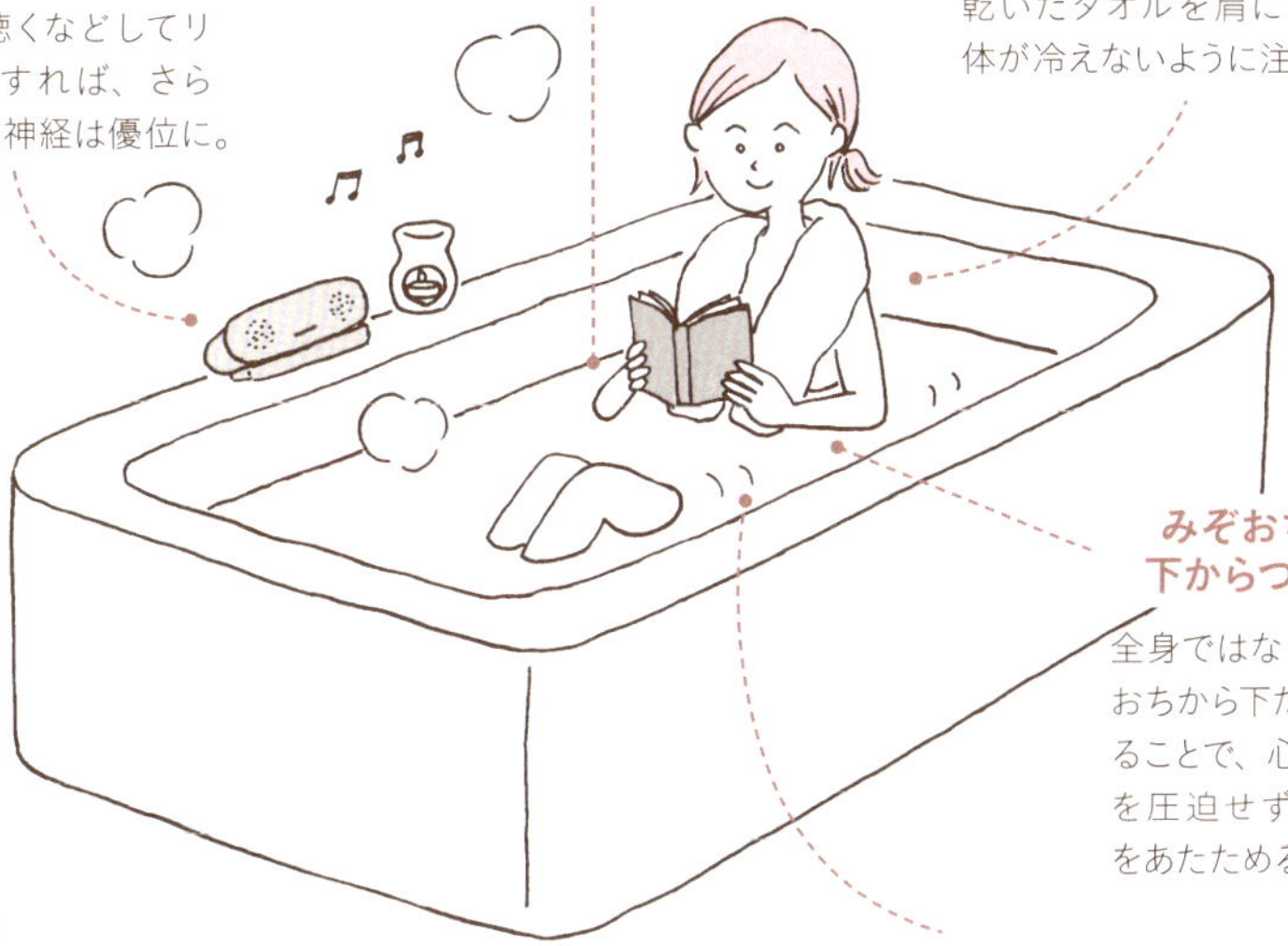
夏は38度、冬は40度
適温は、夏は38度前後、冬は40度前後。冷え性の改善目的なら熱めのお湯でもOK。
アロマや音楽でリラックス
アロマオイルを入れる、音楽を聴くなどしてリラックスすれば、さらに副交感神経は優位に。
タオルを首にかける
浴室の温度が低い冬場は、乾いたタオルを肩にかけて、体が冷えないように注意。
みぞおちの下からつかる
全身ではなく、みぞおちから下だけつかることで、心臓や肺を圧迫せず下半身をあたためる。
浴槽にいすを入れて
浴槽にふろ用のいすや逆さにした湯桶を入れて座ると、普通の水位でも半身浴ができる。

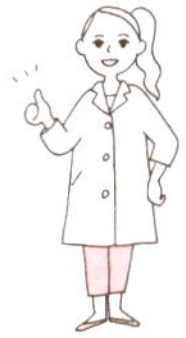
じんわり汗をかくまでつかって

下半身を重点的にあたためるならコレ

みぞおちから下だけお湯につかる半身浴は、心臓や肺を圧迫しないため、長時間お湯につかっていられる入浴法。30〜40分も入っていれば、じわじわと汗をかき、血行を促進します。

女性の体にとって重要な子宮や卵巣のある下半身を集中的にあたためることで、女性ホルモンの分泌がさかんになり、生理痛や生理不順の解消にも効果的です。

温冷浴で寝るまでポカポカ

おふろにつかる↓冷水を浴びるを繰り返すのが温冷浴

熱⇕冷の繰り返しで体があたたまる

最後は必ず冷たい水でシメること！

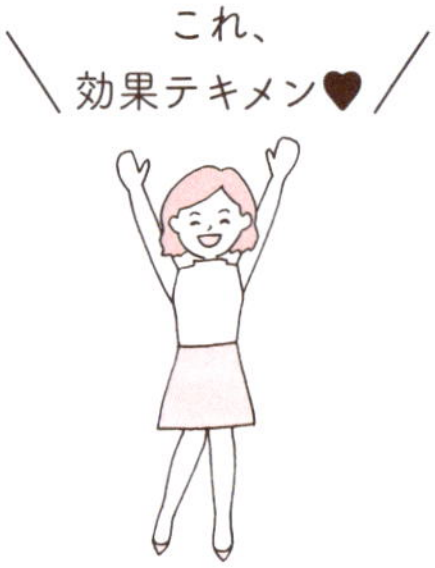

温冷浴の仕方

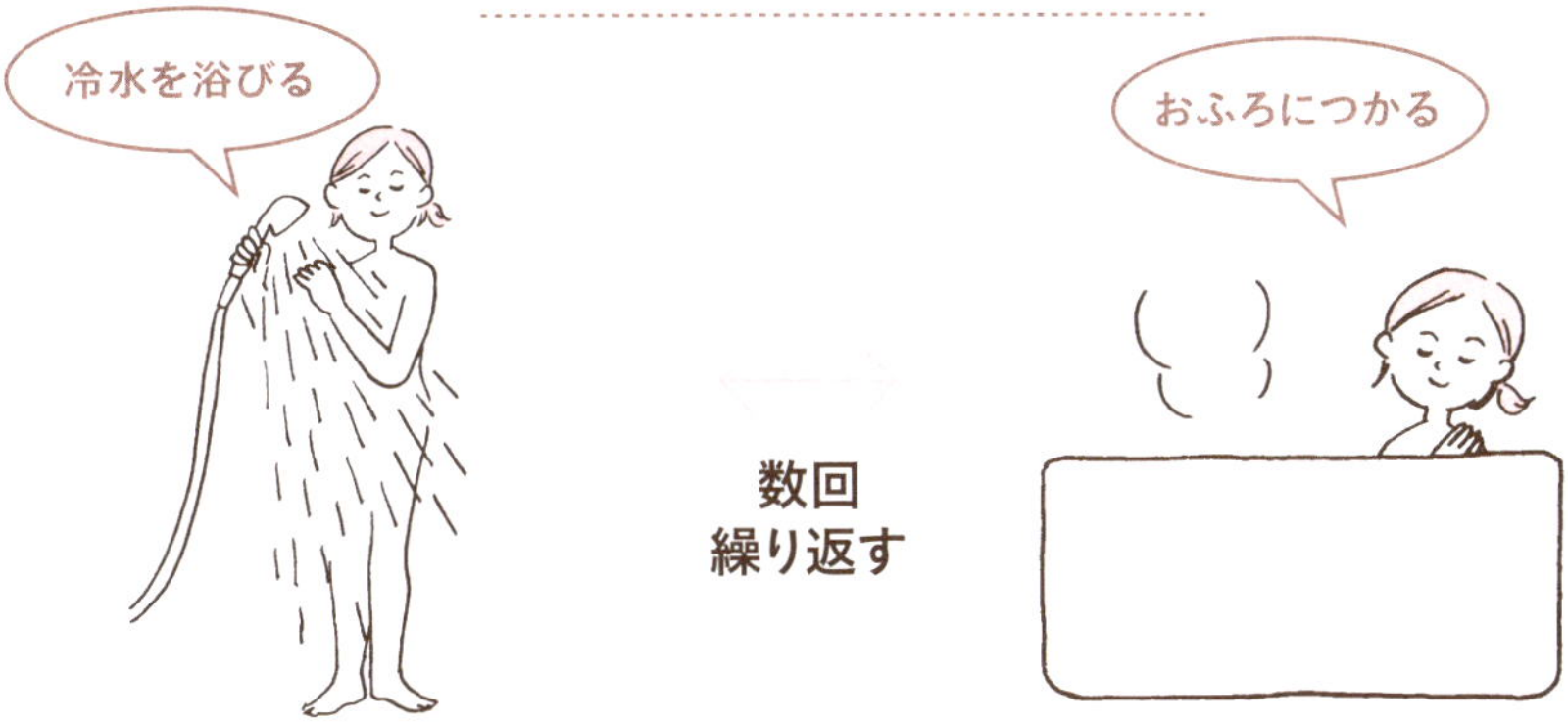
冷水を浴びる
おふろにつかる
数回
繰り返す

湯ぶねから上がり、約20度の冷水を30秒浴びる。これを数回繰り返し、最後は冷水を浴びて終わる。慣れないうちは、ぬるい水を手や足など心臓から遠いところからかける。

42度以上の熱めのお湯に1〜2分つかる。通常の入浴のように肩までしっかりとつかり、体全体をあたためる。時間がなくて湯ぶねに入れないときは、温水シャワーでもOK。

最後は冷たい水でシメて！

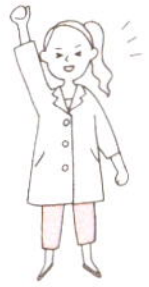

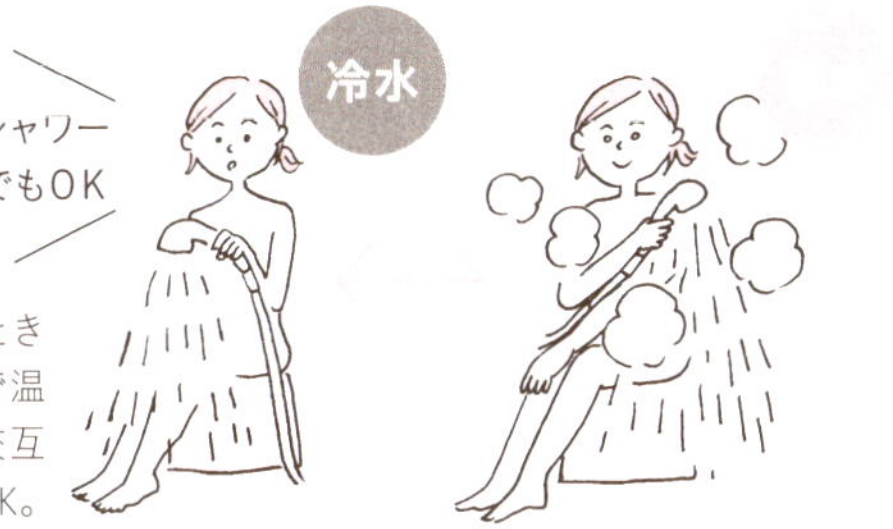
シャワーでもOK
冷水

時間のないときは、シャワーで温水と冷水を交互に浴びてもOK。

おふろ上がりは血管を引き締める

冬場に湯冷めしがちな人は「温冷浴」がおすすめです。湯冷めの原因は、入浴で広がった毛細血管が冷たい空気にさらされ、熱を放出すること。湯上がりに冷たい水を浴びて血管をキュッと引き締めておくと、冷えにくくなるのです。

温冷浴で「湯ぶねにつかる↓冷たい水を浴びる」を何回か繰り返し、最後に冷水で血管を引き締めて終われば、血管が拡張と収縮を繰り返して血流がよくなり、体の中からあたたまります。

手軽にあたたまる足浴&手浴

足の裏や手のひらには内臓を活性化させるツボがいっぱい

お湯に手足をつけるだけで全身がポカポカ

しょうがや自然塩を入れるとさらにあたたまる

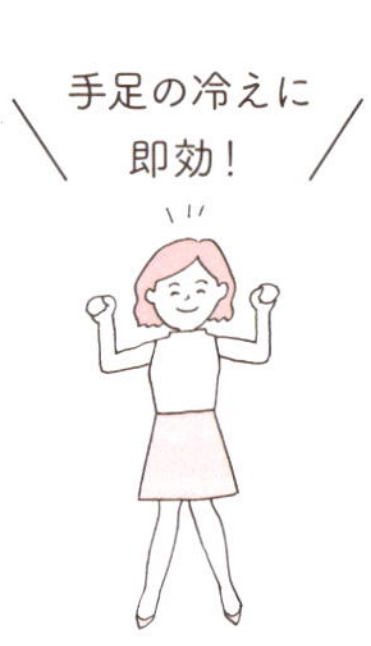

手浴の仕方

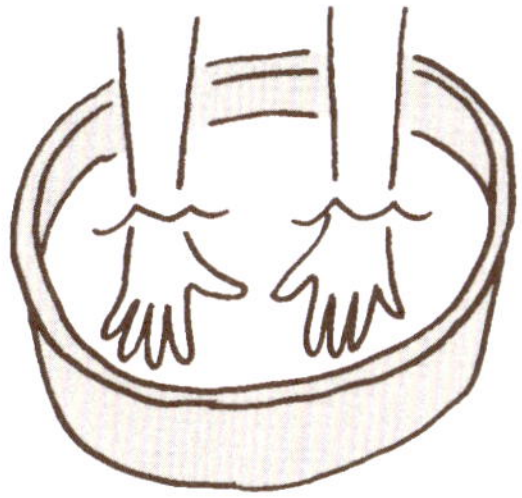

❶ 洗面器に手首がつかるぐらいの深さに熱めのお湯を張る。両手を10分ほどつける。

❷ 冷水を入れた洗面器に、手首がつかるまで10秒ほど手をつけるか、流水を手に当てる。

❸ 1と2を数回繰り返すうちに、筋肉のこりがとれる。お湯がぬるくなったらさし湯をする。

足浴の仕方

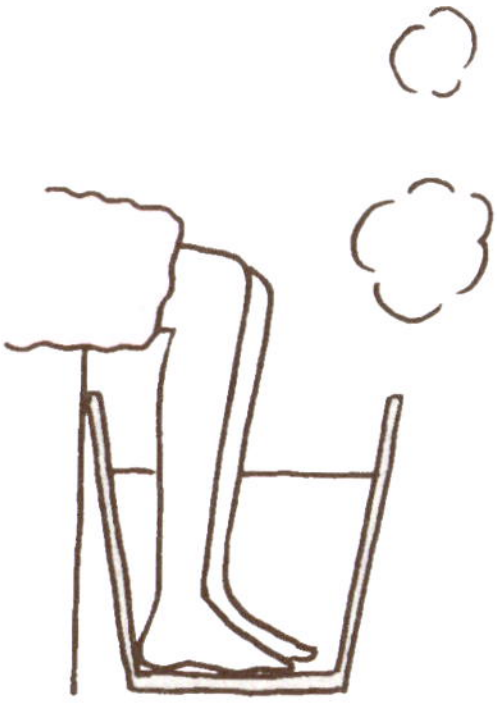

❶ くるぶしの上までつかるぐらいのお湯をバケツに張る。温度は熱めが適温。さらに熱いさし湯を用意して途中で追加しても。

❷ いすに腰かけて10〜15分両足をひたす。本を読んだりテレビを見たりして、リラックスして過ごす。寝る前にすると安眠に。

手浴は温水と冷水を繰り返して

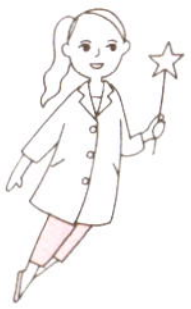

しょうがのすりおろしや自然塩を入れても！

お湯に親指の先ぐらいのすりおろしたしょうがや自然塩を入れると、血行が促進され、あたため効果がアップ。好きな香りのアロマオイルをたらすと、さらにリラックスできるはず。

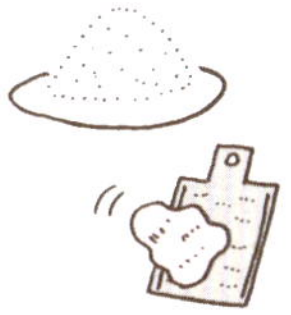

手足をあたためれば体全体があたたまります

日中に冷えを感じるときは「足浴」や「手浴」をしてみましょう。お湯を張った洗面器やバケツに手足をつければ、足の裏や手のひらにあるツボがあたたまって内臓を活性化させ、体全体があたたまります。

足浴は足の冷えが特に気になる人におすすめ。手浴は手首までしっかりとあたためて。肩や首の血流が促進されるので、肩こりや頭痛に悩む人におすすめです。

サウナ浴で瞬速デトックス

サウナから出て水ぶろにつかると自律神経が鍛えられる

12～13分を4～5回繰り返すとむくみもスッキリ

サウナ浴で汗をかいたら必ず塩分補給を

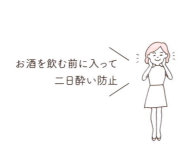

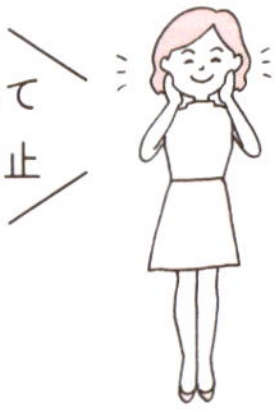

お酒を飲む前に入って
二日酔い防止

サウナ浴のポイント

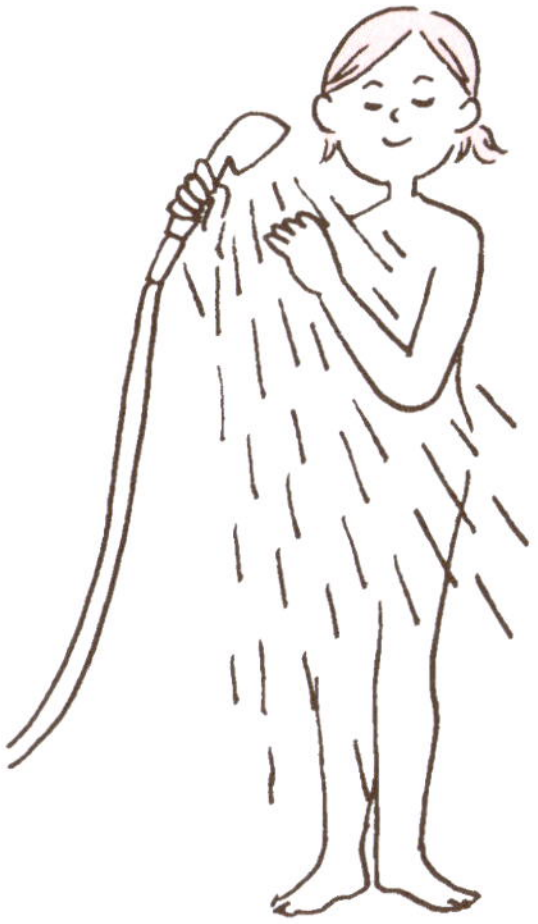

4〜5回
繰り返す

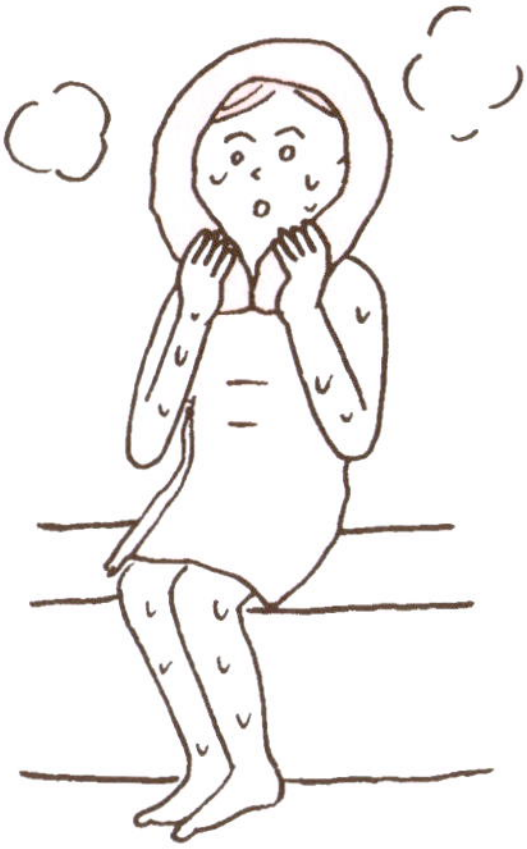

水ぶろ&冷水シャワー

30秒〜1分

サウナから出たら、水ぶろに入るか冷水シャワーを浴びる。ぬるめのシャワーをかけることから始め、慣れたら冷水にチャレンジ。

サウナ

5〜10分

水でぬらしたタオルで頭と顔をおおい、呼吸は口で行う。上にいくほど温度が高いので、まずは床に近い場所に座る。最初は短めの時間から。

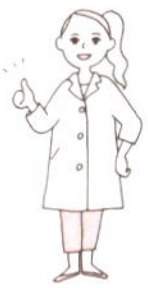
サウナ大好き！
週に2回は
行ってます

サウナから出たら水につかるのがサウナ浴

本気で冷えを解消したいなら、週に2回はサウナでドバッと汗をかきましょう。サウナから出て水ぶろにつかり、熱い↓冷たい、を繰り返すと自律神経が鍛えられます。4〜5回繰り返すと体があたたまり、むくみもとれて夜もぐっすり眠れます。

サウナから出たら、必ず塩分補給を。塩分が失われると冷えを感じるので、みそ汁を飲んだり、自然塩をなめたりして。

ヒートショックプロテインって？

熱によるショックで生成されるたんぱく質で、免疫やストレス耐性をアップさせる。42度以上のおふろに入ると分泌されるが、サウナならさらなる効果が期待される。

薬湯でおふろの楽しみが広がる！

浴槽に植物や塩を入れるとあたため効果倍増！

ミネラルやビタミンが血行促進に効果的

アロマ効果でさらにリラックスできる！

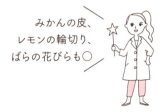

みかんの皮、
レモンの輪切り、
ばらの花びらも○

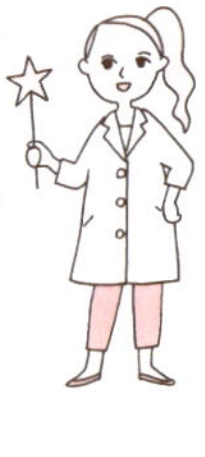

おすすめ薬湯！

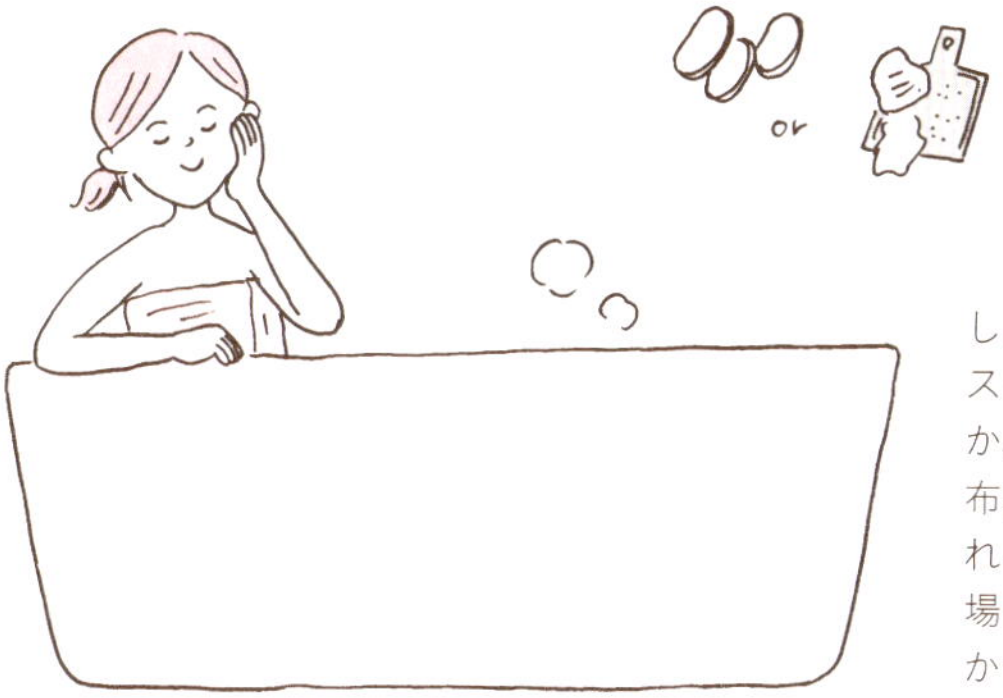

しょうがぶろ

しょうが生1個をスライスして、そのまま入れるか、皮ごとすりおろして布袋に入れて湯ぶねに入れる。肌がピリピリする場合は、量を少なめに。かぜ予防にも効果的。

ゆずぶろ

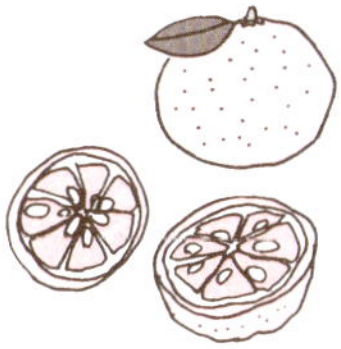

冬が旬のゆずは、血行をよくし、体をポカポカにする。果実1個を二つに切って、湯ぶねに入れる。

ミントぶろ

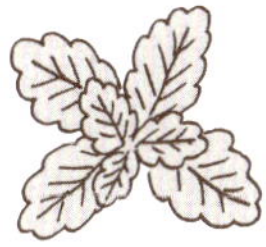

生のミントの葉を布袋に入れて湯ぶねに浮かべると、さわやかな香りにリラックス。ストレス冷えにおすすめ。

塩ぶろ

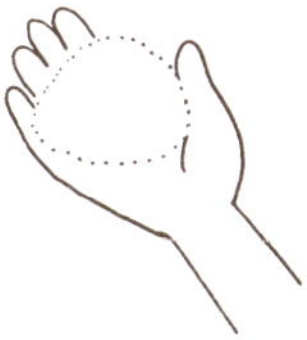

湯ぶねに自然塩をひとつかみ入れると、血行が促進され体がポカポカに。汗が出るのでデトックスにも。

日本では古くから親しまれています

端午の節句には菖蒲湯、冬至にゆず湯など、日本で昔から親しまれてきた薬湯。薬効成分のある植物や塩を入れた薬湯なら、おふろのあたため効果が倍増します。

ここで紹介する薬湯は自然塩や植物を入れたもの。お湯に植物を入れるとミネラルやビタミンなどの成分がとけ出し、美肌や血行促進に効果的。

鼻をくすぐる植物の香りも、心身ともにリラックスさせてくれます。

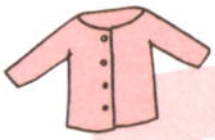

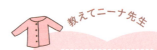

教えてニーナ先生

春期講習

あたたかくなるけれど、
油断すると冷える時期。
花粉症も出てきます。

夏に向けて体温調整のできる体づくりを

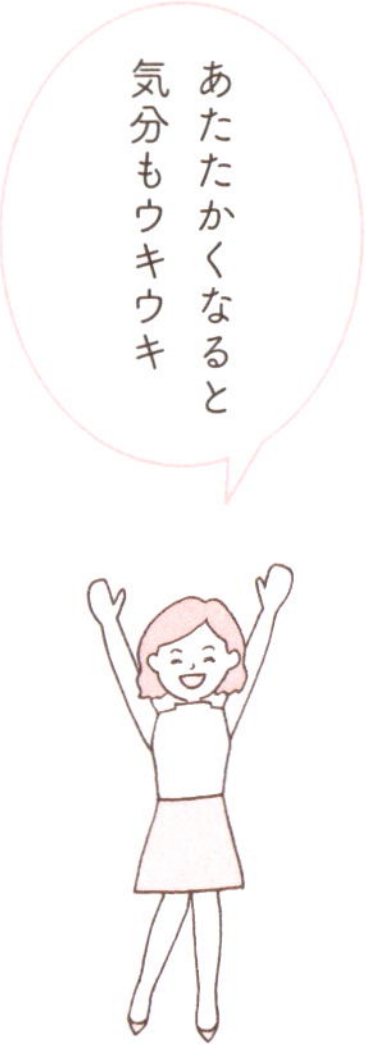
あたたかくなると気分もウキウキ

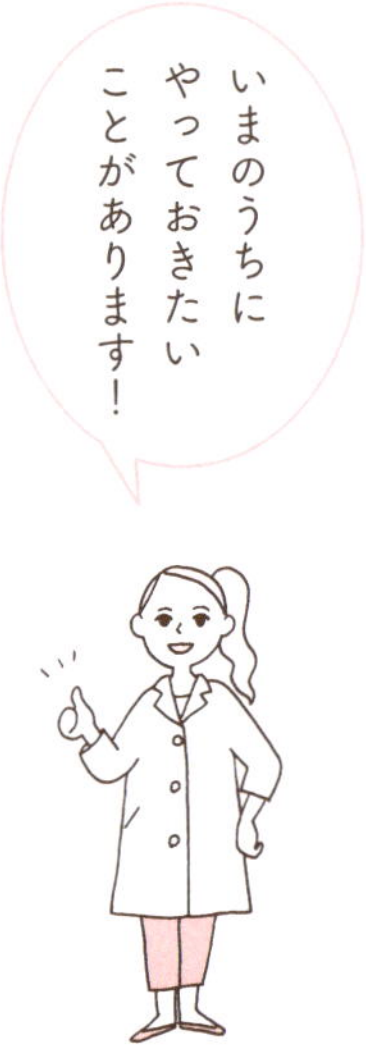
いまのうちにやっておきたいことがあります！

春に心がけたいのは、体温調節ができる体づくりです。冬の間、あまり運動をしなかった人は、春から運動や入浴などで汗のかける体にしておくこと。すると夏、体の中に熱がこもって熱中症になるのを防げるのです。これを東洋医学では「暑熱順化」といいます。

汗線を開く練習をしましょう

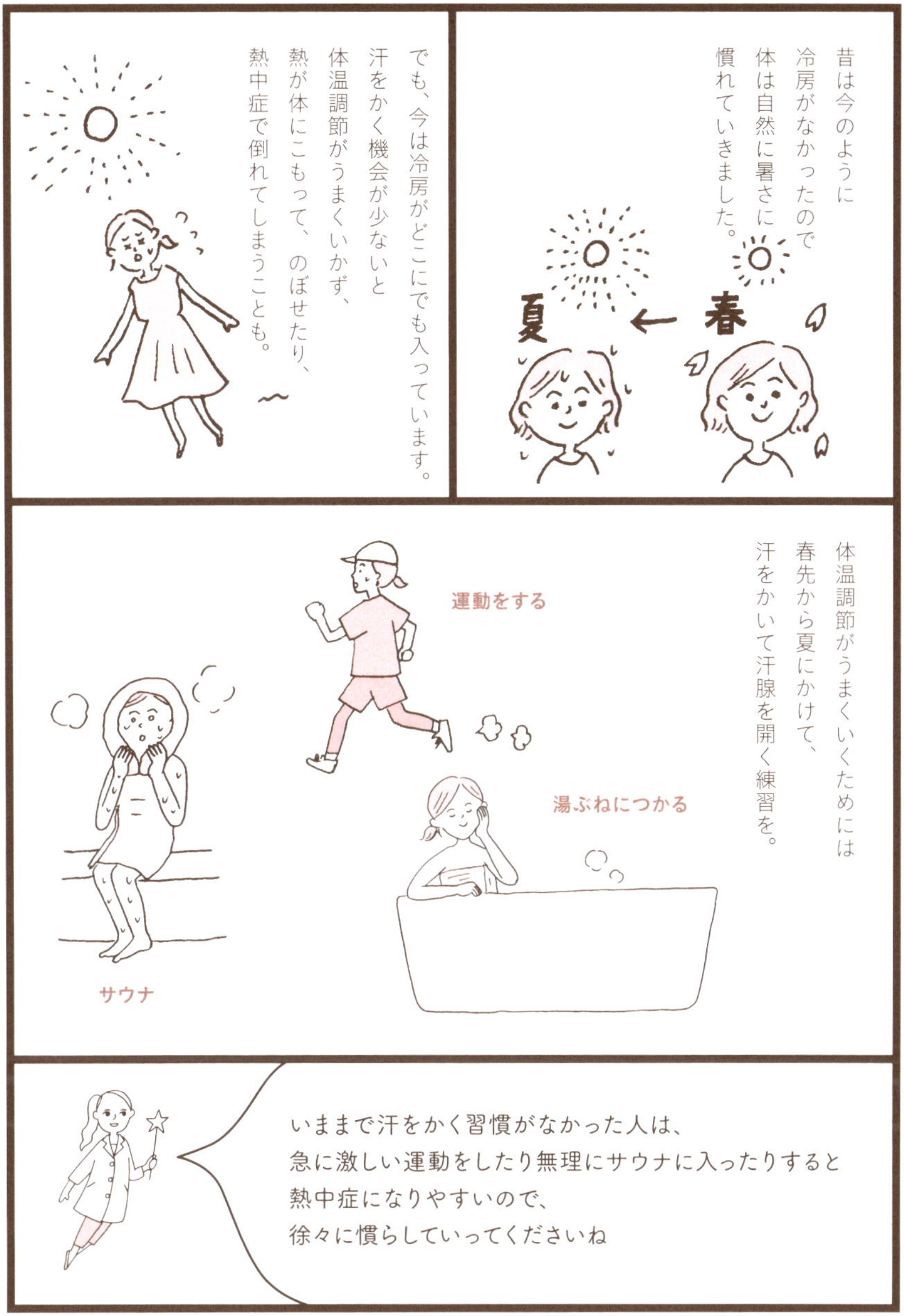
昔は今のように
冷房がなかったので
体は自然に暑さに
慣れていきました。
夏
←
春
でも、今は冷房がどこにでも入っています。
汗をかく機会が少ないと
体温調節がうまくいかず、
熱が体にこもって、のぼせたり、
熱中症で倒れてしまうことも。
体温調節がうまくいくためには
春先から夏にかけて、
汗をかいて汗腺を開く練習を。
運動をする
湯ぶねにつかる
サウナ
いままで汗をかく習慣がなかった人は、
急に激しい運動をしたり無理にサウナに入ったりすると
熱中症になりやすいので、
徐々に慣らしていってくださいね

花粉症は体にたまった汚れを出すデトックス

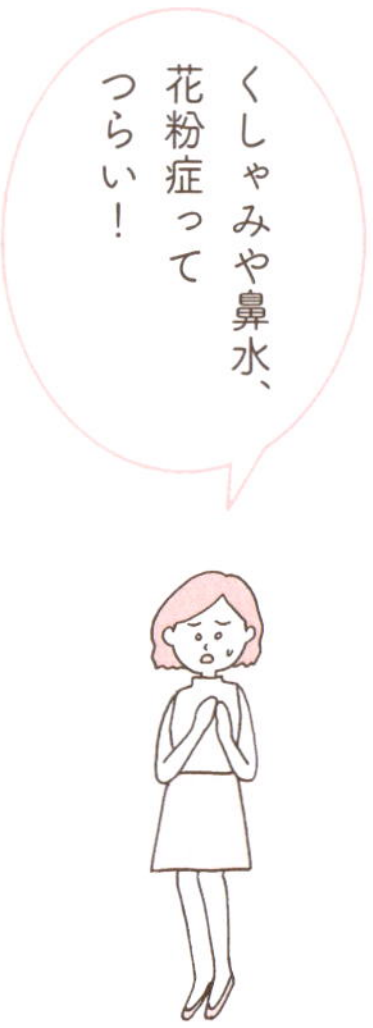
くしゃみや鼻水、
花粉症って
つらい！

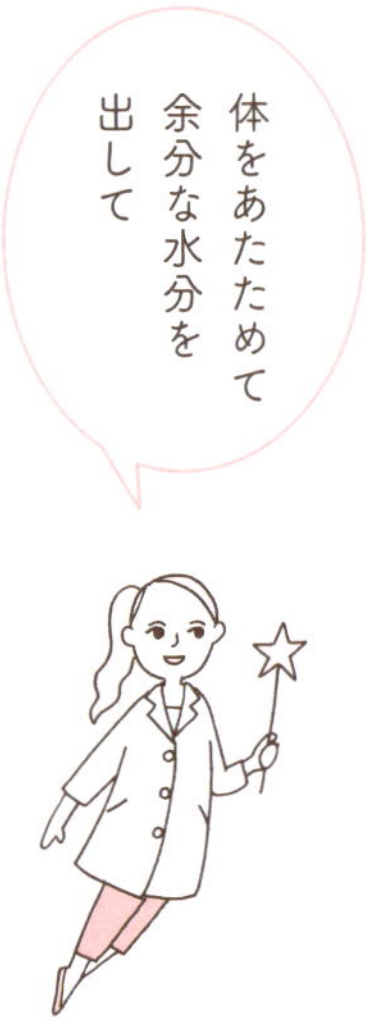
体をあたためて
余分な水分を
出して

漢方では、花粉症は水毒が原因と考えます。花粉症のくしゃみや鼻水、涙などは、体にたまった余分な水分を出しているのです。春は排泄をつかさどる副交感神経の働きが活発になる、つまり体の大掃除＝デトックスの季節。花粉症対策には、余分な水分を排泄することが重要です。

つらい症状を和らげるには？

1 腹巻き&カイロであたためる

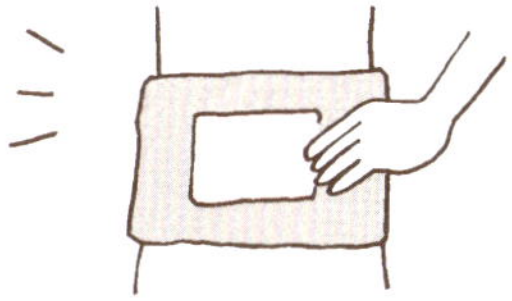

おなかをあたため、腸や腎臓を元気にして解毒作用をサポート。

2 梅醤番茶を飲む

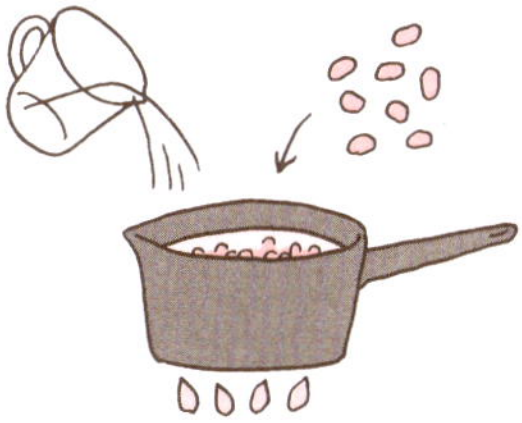

番茶に梅干しと、しょうゆを入れた梅醤番茶を1日3回飲む。

3 少なめに食べる

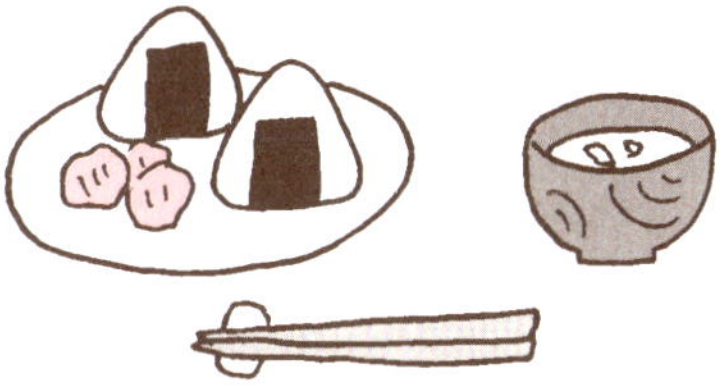

湿疹や肌荒れがあるときは、いつもより少なめに食べること。

4 サウナや半身浴で汗をかく

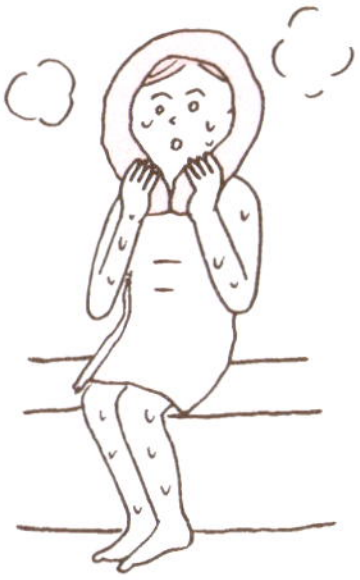

汗をドバッとかくと、余分な水が排出されて症状が軽くなる。

5 運動をする

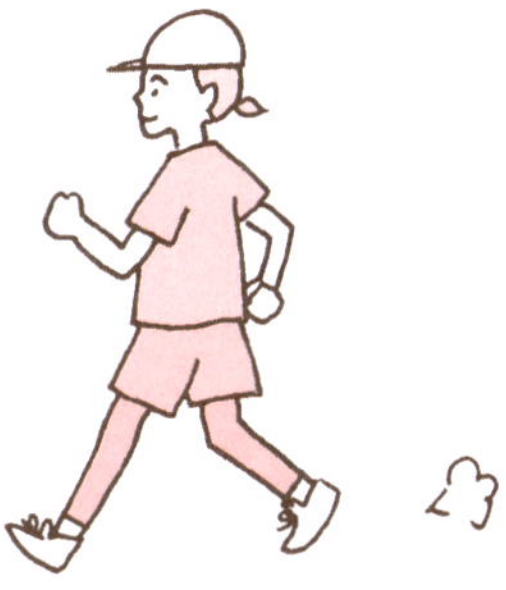

運動すると交感神経が働き、症状緩和に。積極的に体を動かして。

6 小青竜湯《しょうせいりゅうとう》を飲む

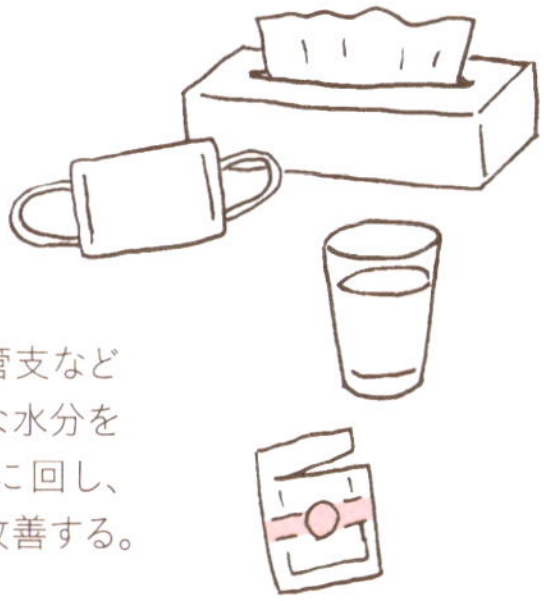

鼻や気管支などの余分な水分を汗や尿に回し、症状を改善する。

春の寒暖差で体を冷やさないように注意

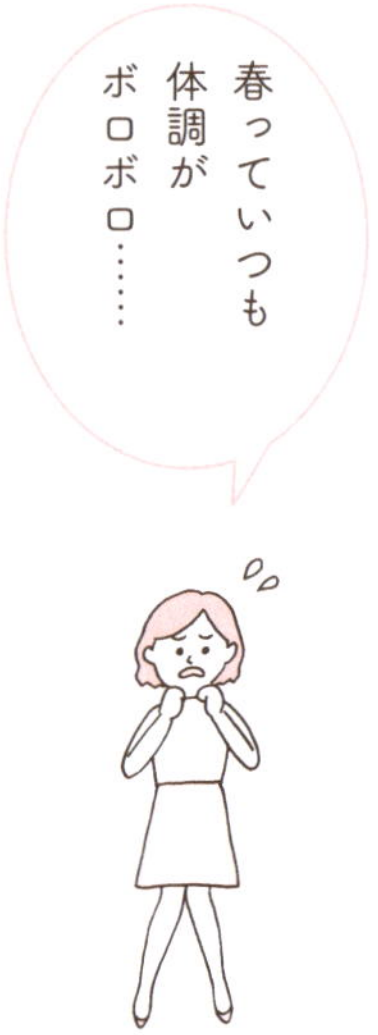
春っていつも
体調が
ボロボロ……

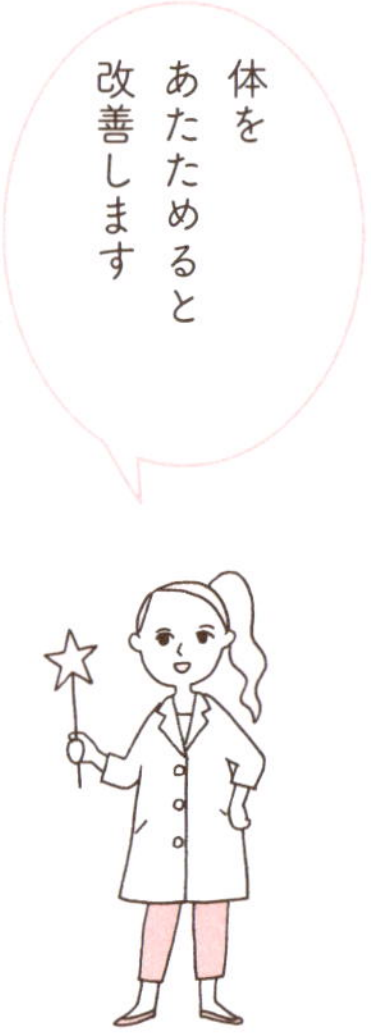
体を
あたためると
改善します

冬から春の変わり目は、1日の気温差で体を冷やしてかぜをひきがち。副交感神経の働きが活発になることから、胃酸過多でムカムカしたり、腸の働きがよくなりすぎて下痢ぎみになることもあります。季節の変わり目こそ、体をあたためる服装や食事に気を配りましょう。

体を冷やさないファッションを心がけて

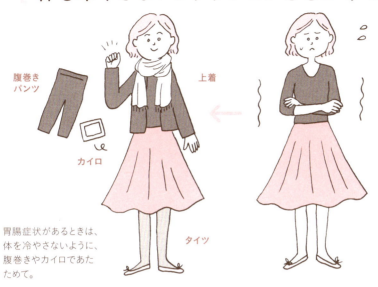

胃腸症状があるときは、体を冷やさないように、腹巻きやカイロであたためて。

いつもの「にんじんりんごジュース」にプラス！

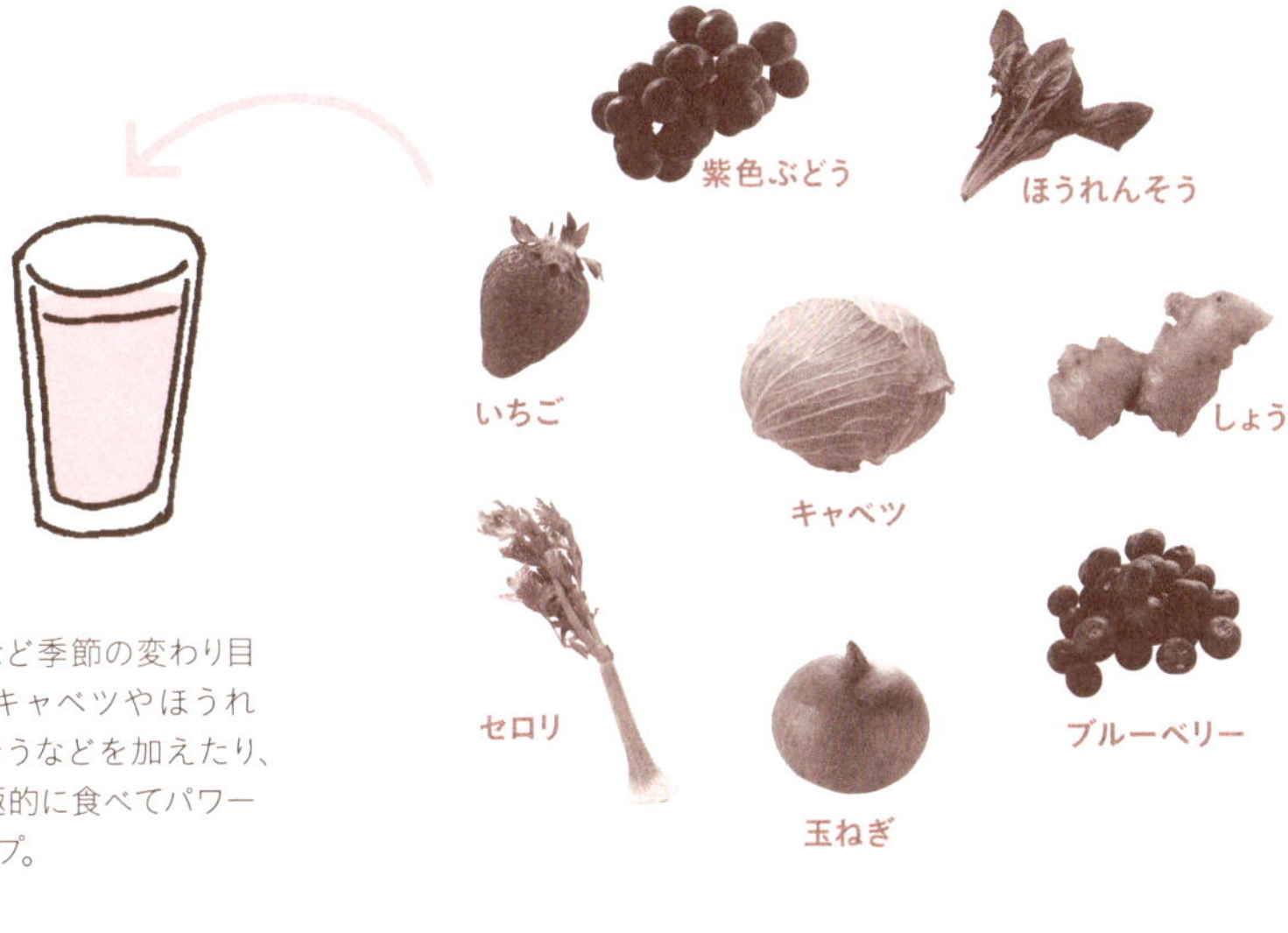

春など季節の変わり目は、キャベツやほうれんそうなどを加えたり、積極的に食べてパワーアップ。

朝晩の気温が下がり始めたら体調管理に気をつけて

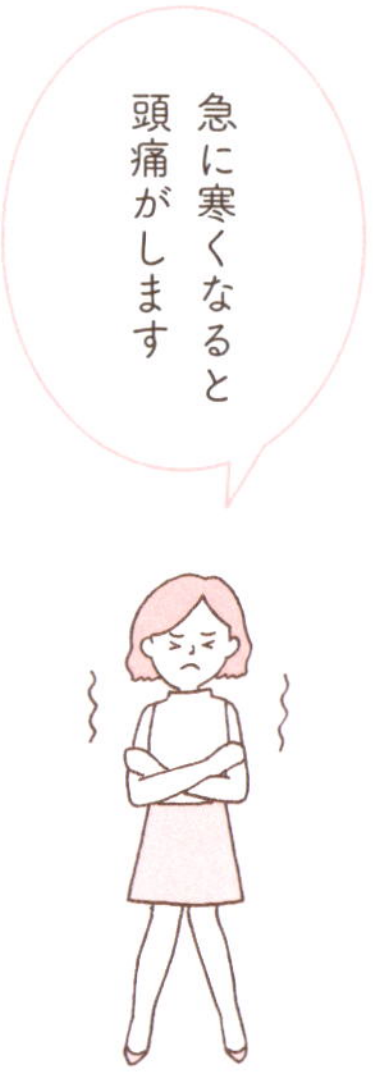
急に寒くなると
頭痛がします

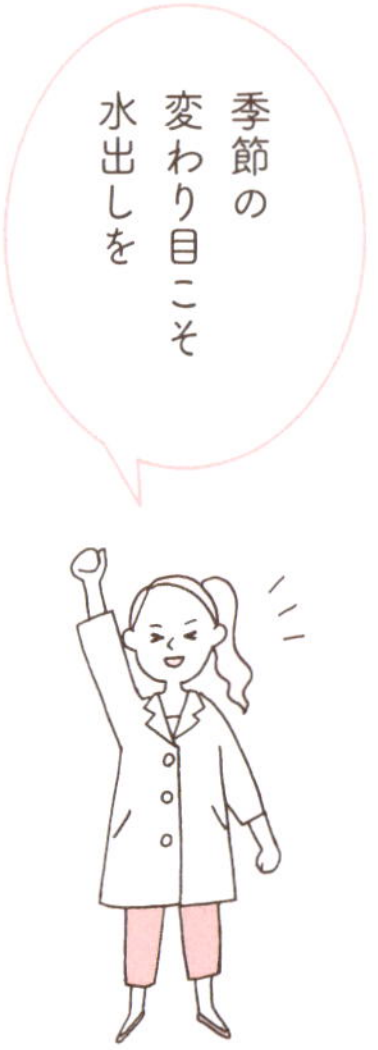
季節の
変わり目こそ
水出しを

急に気温の下がる秋は、体調をくずしやすい時期。夏ほど汗が出ないのに、夏と同じように水分や冷たいものをとると、体に余分な水分がたまる「水毒」の状態になります。頭痛やめまいなど水毒症状がふだんは出ない人も、季節の変わり目には悩まされることがあるので要注意。

秋口に注意したいこと

1 水分をとりすぎない

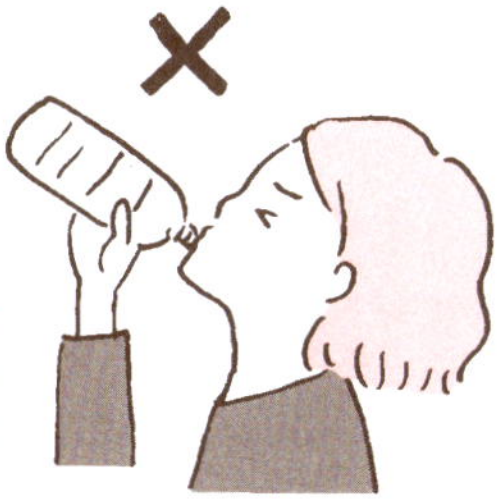

夏と同じように水分をとっていると、余分な水が体にたまる。

2 しょうが紅茶を飲む

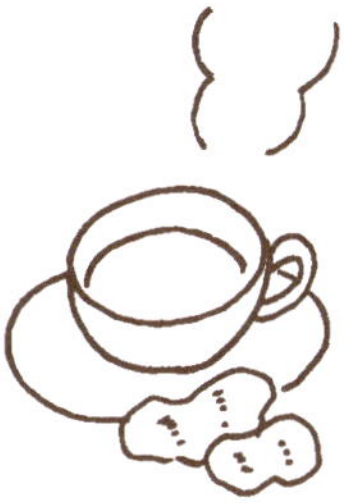

デトックス作用抜群。暑いときはホットでなくてもOK。

3 腹巻きをする

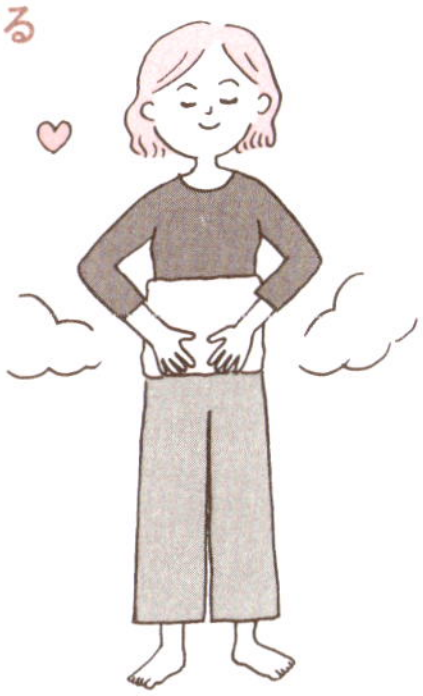

夜、急に冷え込んでも、腹巻きを着けていれば安心。

4 湯ぶねにつかる

あたためと発汗のW作用が得られるので、暑い日も必ず。

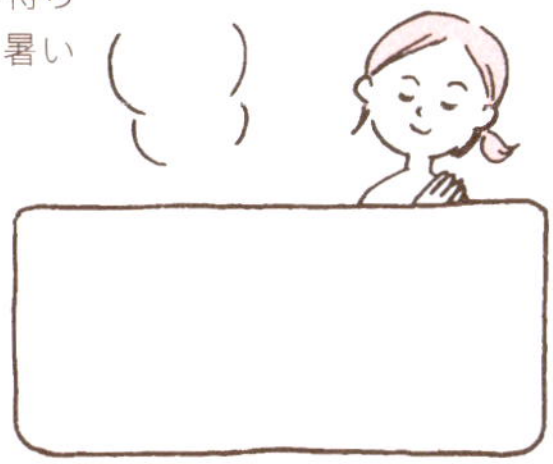

5 筋トレをする

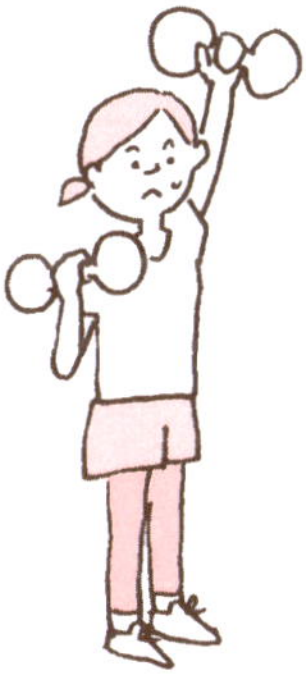

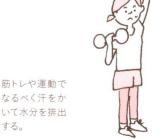

筋トレや運動でなるべく汗をかいて水分を排出する。

6 しょうがをとる

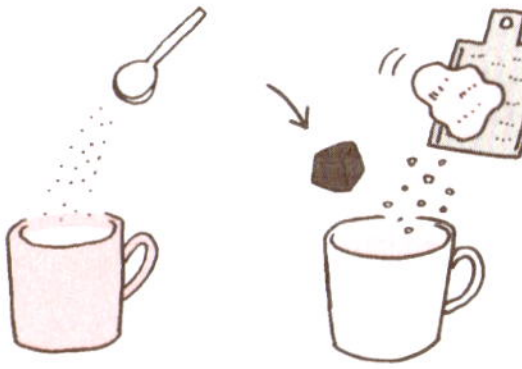

体をあたため血行をよくするので、冷えたと思ったら即食べて。

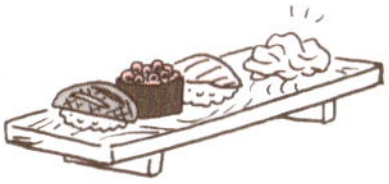

Lesson 4

一年じゅう愛用したい「あたためアイテム」

イチ押し「腹巻き」はもちろん
意外なアイテムも
冷えとりにお役立ち！

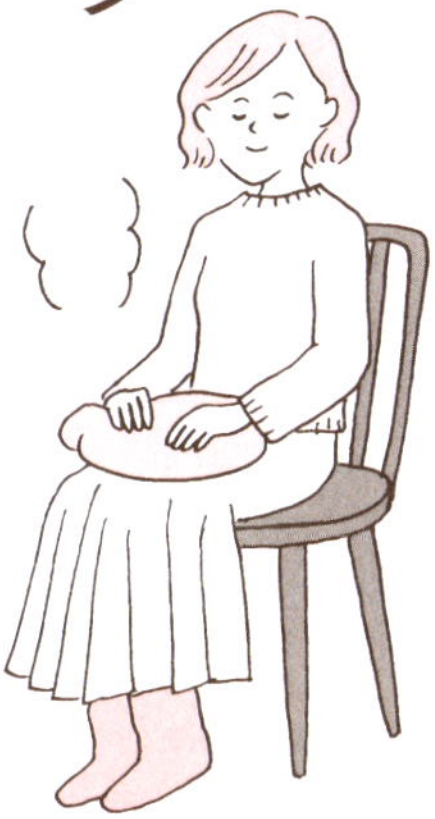

腹巻きは365日着ける!

腹巻きはおなかだけでなく**全身**があたたまる

子宮や卵巣をあたためて**女性ホルモンの分泌**をアップ

24時間365日の着用が理想的

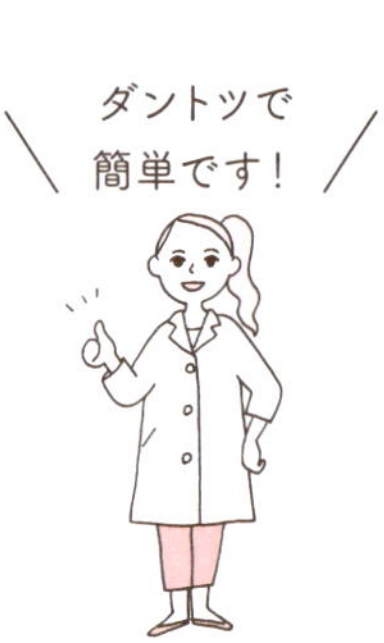

腹巻きが冷えにいい５つの理由

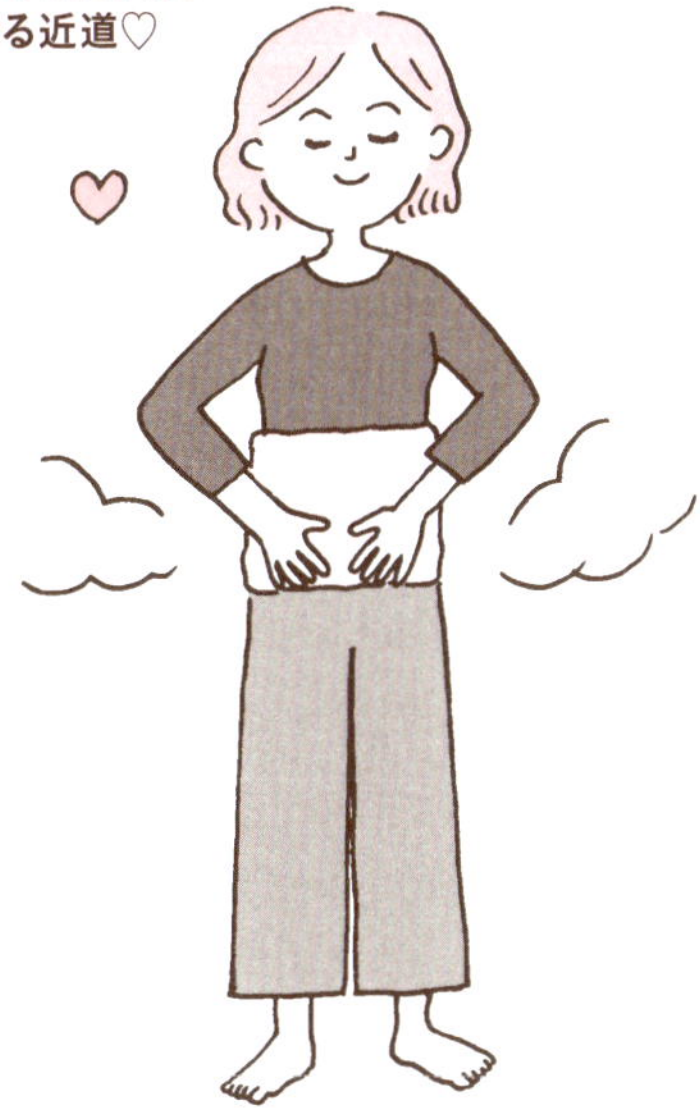
ポカポカ美人に
なる近道♡

1 血流の多いおなかをあたためると、効率的に体温が上がる。

2 リンパ球の約７割が集まる腸があたたまれば、免疫力が高まり、病気を予防できる。

3 子宮や卵巣があたたまることで、生理痛や生理不順の解消、婦人病の予防につながる。

4 血流がよくなるので、基礎代謝が上がり、やせやすく太りにくい体になる。

5 おなかがあたたまると、ぐっすり眠れるので、質のよい睡眠がとれて体調がととのう。

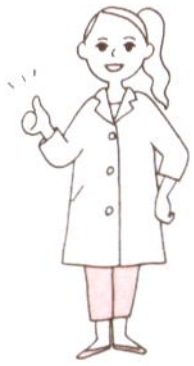
24時間着ける
のがベスト

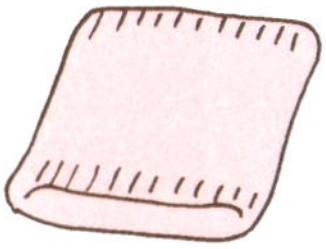

夜用

おふろから上がったら、ゆったりしたタイプを。就寝中は体を締めつけないことが大事。

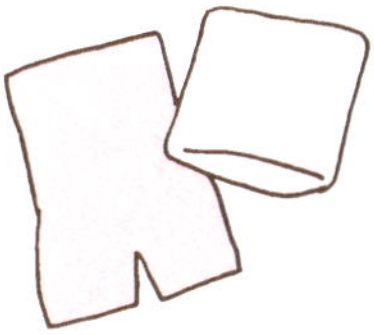

昼用

アウターにひびかない薄手のものを。ショーツと一体化した「腹巻きパンツ」も便利。

外からあたためるのに腹巻きはベスト

体の外からあたためる方法として、いちばんおすすめなのは腹巻きです。

おなかに入っているたくさんの臓器をあたためて活性化。また腸には全身のリンパ球の約70%が存在しているため、腸をあたためれば免疫力が高まり、反対に冷やすと免疫力が下がります。

寒い季節だけでなく暑い季節も、昼間だけでなく夜寝るときも、着けるとよいでしょう。できれば24時間365日着けるのが理想です！

カイロをプラスしてさらに体温アップ

すぐにあたたまり長時間あたたかさが持続

おなかや腰など冷えを感じる部分に貼る

腹巻きの上から貼ればさらにポカポカに

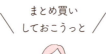

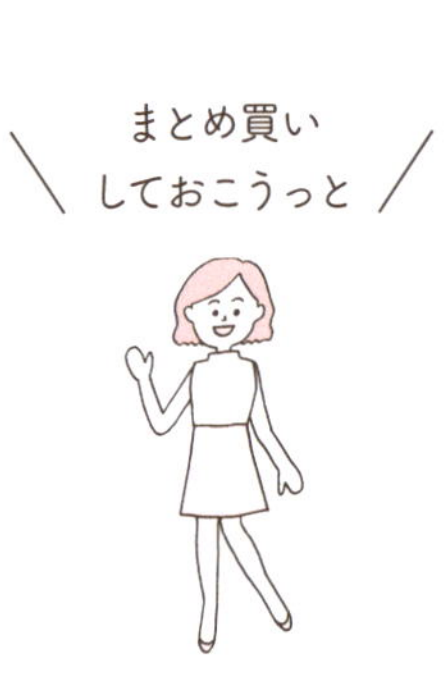

カイロあたためテク

テク1

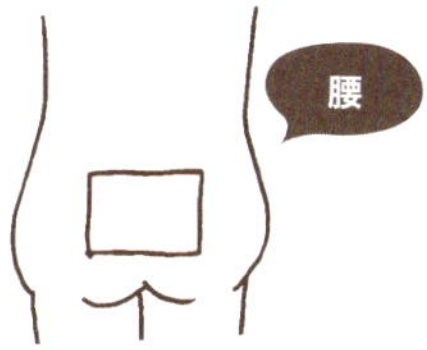

骨盤の仙骨に貼って腰全体をあたためて

骨盤の中央部にある仙骨あたりに貼ると、腰全体にあたたかさが広がり全身の血行がよくなる。温湿布(p.126)をするのもおすすめ。

テク2

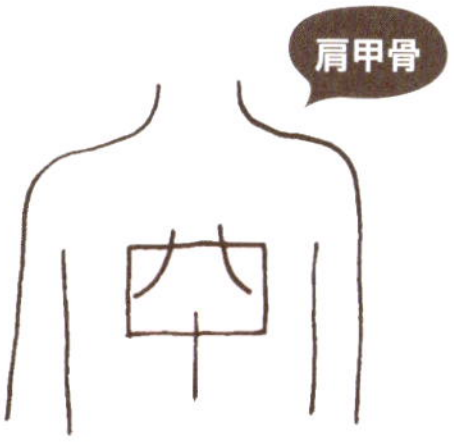

肩甲骨の間に貼って寒気を解消する

ぶるっと寒気を感じたら、肩甲骨の間にカイロを貼ると血流がよくなり、上半身→体全体とだんだんあたたまる。肩こりがつらいときは首の後ろに貼っても。

テク3

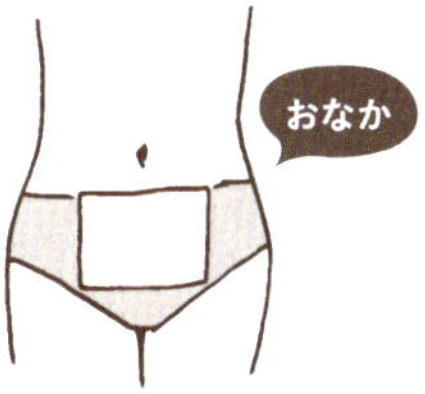

おへその下に貼るとおなかの冷えに効く

おなかが冷えているときや調子が悪いときは、冷えのツボが集中しているおへその下6〜7cmに貼ると効果的。スパッツやレギンスの上から貼って。

貼りつけるだけだから簡単！

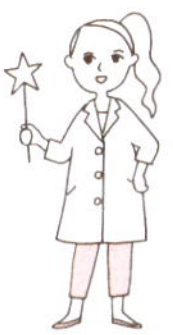

冷えが強いときは腹巻きの上から

特に冷えぎみの人は、腹巻きの上からおなかや腰に貼るのが○。冬場は昼用の腹巻きに着がえたときに1つ、入浴後に夜用の腹巻きにしたらもう1つと、1日に2つ使っても。

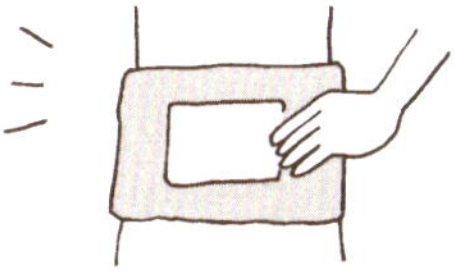

冷えが気になるところに貼ればすぐにあたたまる

「ちょっと冷えるな」と感じたとき、すぐにあたためられるアイテムが使い捨てカイロ。一度貼ると、長時間あたためつづけることができるのもメリットです。

冷えが強いときは腹巻きの上からおなかや腰に貼ると、低温やけどの心配がなく、じんわり全身があたたまります。

腹巻き＋カイロは冬場の定番スタイルにしましょう。靴に入れるタイプなら、足の末端まであたたまります。

長時間あたたかさがつづく湯たんぽ

熱がじっくり長時間体の芯まで伝わる

筋肉量の多い太ももにおくと効率的に血行を促進

サイズや材質はさまざま。好みで選んで

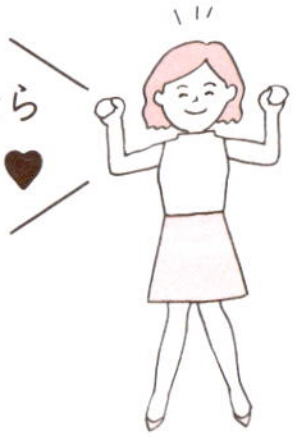
一度使ったら
パワフルさにやみつき

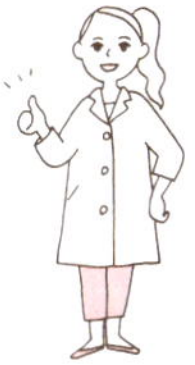
オフィスに1つ
あるといいかも!

使い方のポイント

いろいろな種類の
湯たんぽがあります

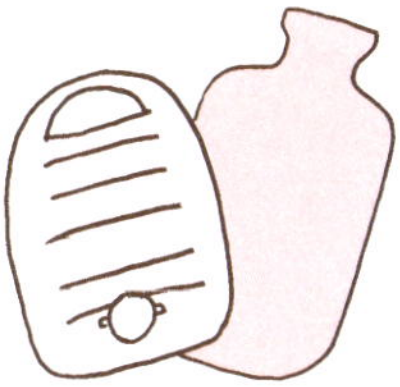

昔ながらの熱湯を入れるタイプ、電子レンジでチンするタイプ、持ち歩きに便利なミニタイプ……いろいろな種類があるので目的に合わせて選べる。

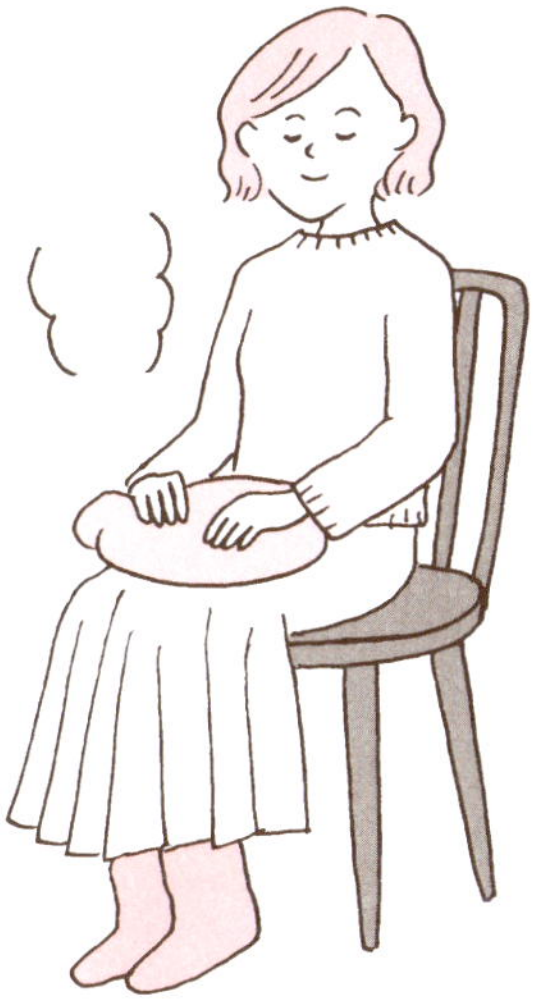

大きな筋肉があり、毛細血管がたくさん通っている太ももをあたためると、血行がよくなる。

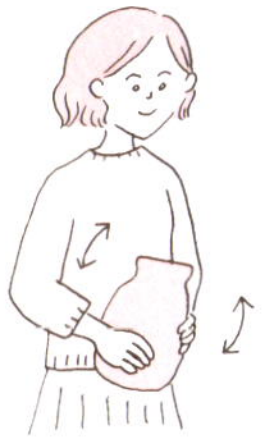

ぐるぐる回して

腰やおしりなど、体の周りをぐるぐると移動させると、体全体があたたまる。

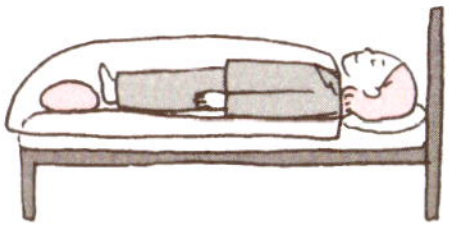

寝るときにも

布団の中に入れておくと、足元があたたまりぐっすりと眠れる。朝までポカポカが持続!

ペットボトルを湯たんぽにしても

空きペットボトルに40～50度のお湯を入れると、湯たんぽがわりに。両手で持てば、かじかんだ手元があたたまる。

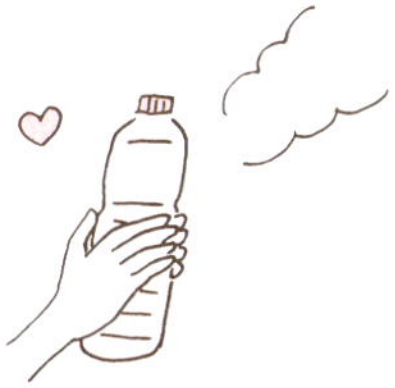

常備すれば一日じゅうあたたかく過ごせます

じんわりここちよく長時間あたためてくれる湯たんぽ。

夜寝るときに布団に入れるのはもちろん、日中も太ももにのせたり、腰やおなかに当てたりすると一日じゅうあたたかく過ごせるので、オフィスにも常備したいアイテムです。昔ながらのお湯を入れるタイプやレンジでチンするタイプなどいろいろな種類があるので、好みで選んで。

体の中の「首」を重点的にあたためる

首が冷えると全身が冷えやすくなる

首をあたためるストールやマフラーはマストアイテム

手首や足首をあたためて手足を冷えからガード

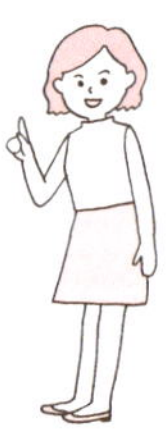

あたためポイントは首・手首・足首

手首

皮膚近くを動脈が通っているので、手首をあたためると手先はもちろん、全身があたたまる。冬の屋外は手袋、室内はリストウォーマーがおすすめ。

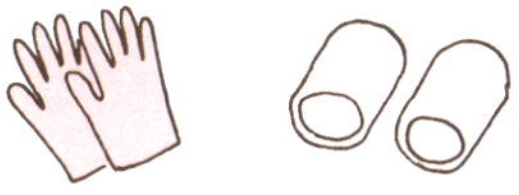

手袋　リストウォーマー

首

太い血管である頸動脈が通り、熱を生み出す褐色脂肪細胞が集まっている部位。ストールやマフラーであたためて。蒸しタオルを首の後ろに当てても心地よい。

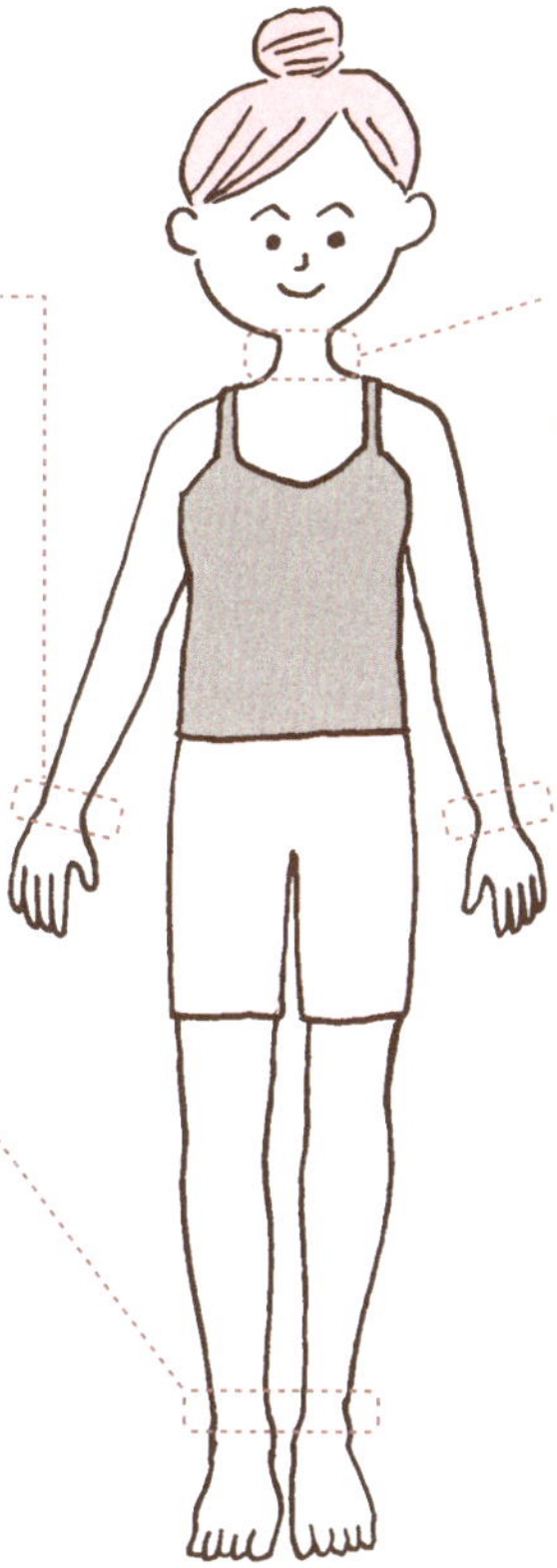

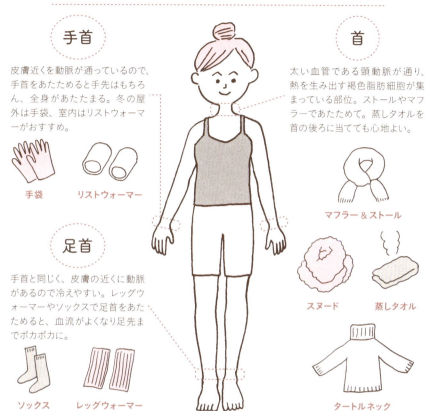

マフラー＆ストール

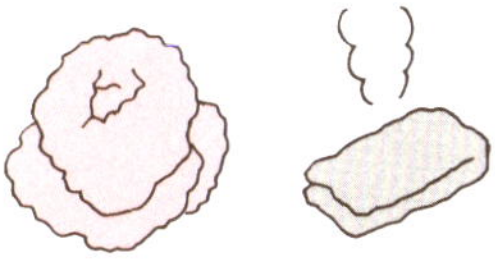

スヌード　蒸しタオル

タートルネック

足首

手首と同じく、皮膚の近くに動脈があるので冷えやすい。レッグウォーマーやソックスで足首をあたためると、血流がよくなり足先までポカポカに。

ソックス　レッグウォーマー

3つの「首」が冷えると全身が冷える恐れが

首や手首、足首など、体表近くを動脈が走っている「首」が冷えると、全身が冷えやすくなります。冷えが気になるときは、首にストールやマフラー、スヌード、手首に手袋やリストウォーマー、足首にレッグウォーマーやソックスを活用して。

首には冷えに効くツボも多くあるので、あたためることで全身の冷えも解消します。冬の屋外はもちろん、夏のオフィスにも常備するとよいでしょう。

この3カ所をあたためると効果的

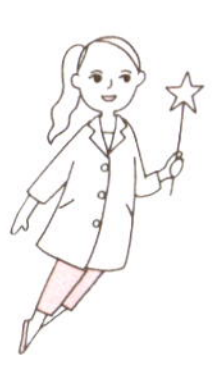

ファッションは頭寒足熱コーデが基本

トップスは薄着、ボトムスは厚着のこたつスタイルを

下半身はレギンスやスパッツなどで1枚プラス

足の指が動かせる靴なら冷えにくい

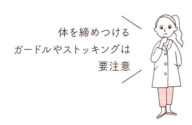

体を締めつける
ガードルやストッキングは
要注意

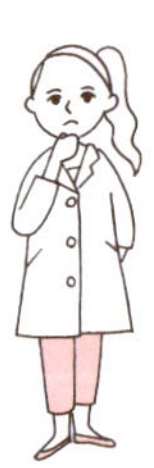

下半身をあたためれば体はポカポカに

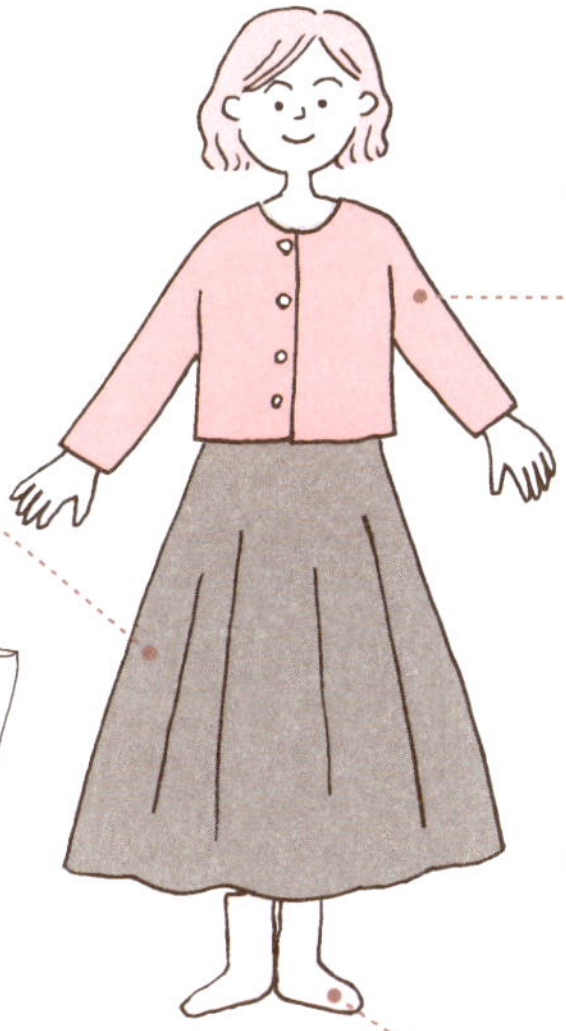

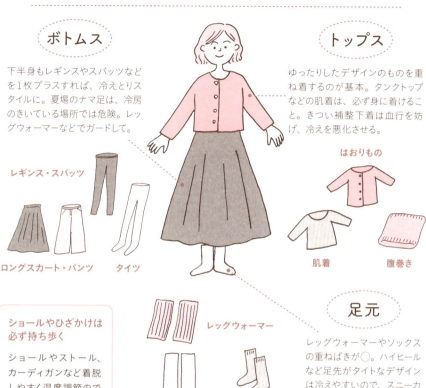

ボトムス

下半身もレギンスやスパッツなどを1枚プラスすれば、冷えとりスタイルに。夏場のナマ足は、冷房のきいている場所では危険。レッグウォーマーなどでガードして。

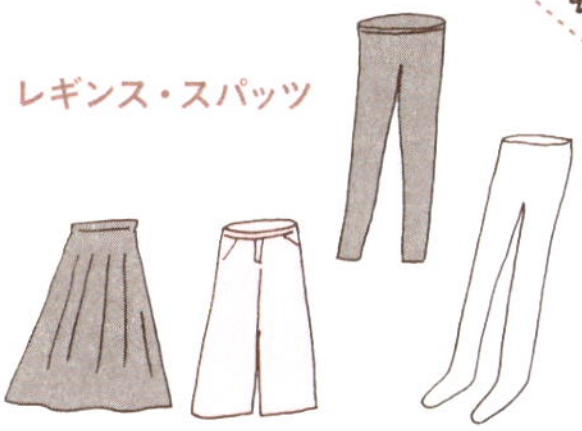
レギンス・スパッツ
ロングスカート・パンツ
タイツ

トップス

ゆったりしたデザインのものを重ね着するのが基本。タンクトップなどの肌着は、必ず身に着けること。きつい補整下着は血行を妨げ、冷えを悪化させる。

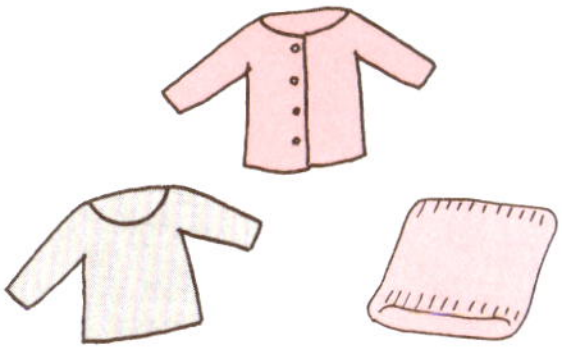
はおりもの
肌着
腹巻き

足元

レッグウォーマーやソックスの重ねばきが◯。ハイヒールなど足先がタイトなデザインは冷えやすいので、スニーカーやサンダルなど足の指が動かしやすいものを。

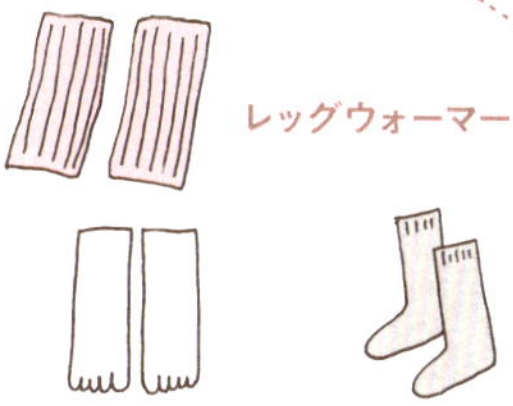
レッグウォーマー
五本指ソックス
厚手ソックス

ショールやひざかけは必ず持ち歩く

ショールやストール、カーディガンなど着脱しやすく温度調節のできるアイテムは、夏も必ず持ち歩いて。冬の寒い日は、ニット帽やイヤーマフラーなどもおすすめ。

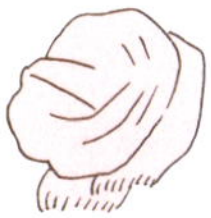

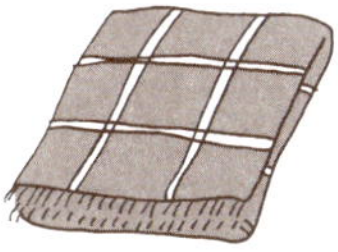

こたつのように下半身からしっかりとあたためて

下半身に血液や熱がめぐるように、洋服はこたつのように下半身をあたためる頭寒足熱コーデを心がけて。まずは腹巻きを基本とし、肌着も1枚着ます。できれば下半身にはスパッツやレッグウォーマーをプラス。

さらに冬場は、おなかや腰にカイロを貼ったり、五本指ソックスと厚手ソックスを重ねばきしたりすると、足元からポカポカになります。

オフィスファッションで気をつけたいことは？

何よりも気をつけたいのは**夏の冷房冷え**

はおりものを**1枚プラス**して体から冷えを守りましょう

ひざかけやソックスなど**あたため小物**も常備

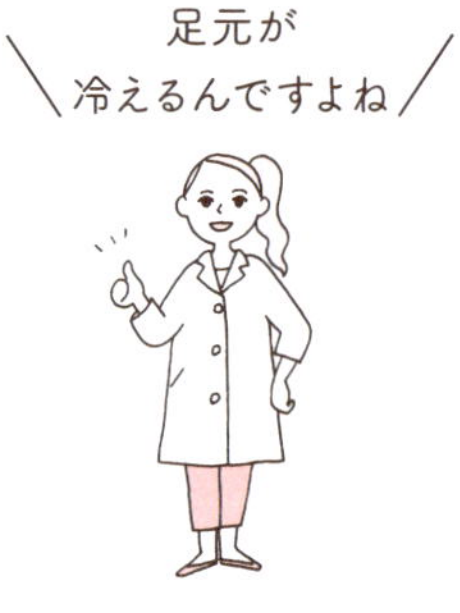

足元が冷えるんですよね

理想的なオフィスファッション

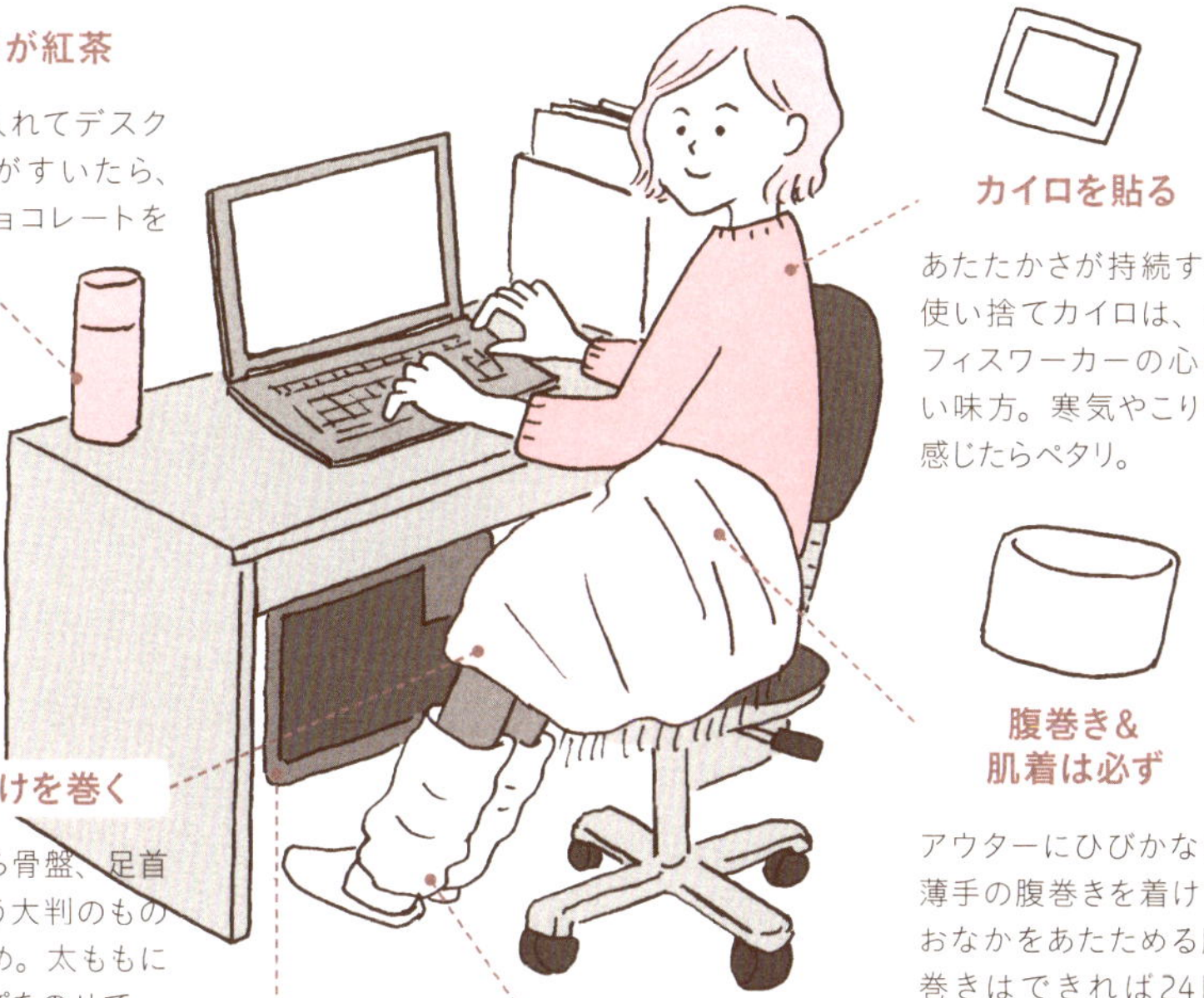

しょうが紅茶

ポットに入れてデスクに。小腹がすいたら、黒糖かチョコレートをつまんで。

カイロを貼る

あたたかさが持続する使い捨てカイロは、オフィスワーカーの心強い味方。寒気やこりを感じたらペタリ。

腹巻き&肌着は必ず

アウターにひびかない薄手の腹巻きを着けて。おなかをあたためる腹巻きはできれば24時間着けて。

ひざかけを巻く

おなかから骨盤、足首までおおう大判のものがおすすめ。太ももには湯たんぽをのせて。

足元にはヒーター

特に冷える冬場は、足元にヒーターをおき、下半身をしっかりとあたためるようにして。

ソックス&レッグウォーマーをはく

足首を冷えから守るために、ソックスやレッグウォーマーを着用。靴もゆったりとしたものにチェンジ。

オフィスの冷え対策はあったかアイテムで万全

オフィスファッションで悩ましいのは冬よりも夏。陽性体質の男性たちにとっては心地よい冷房も、陰性体質の女性たちにとっては脅威。1日、オフィスにいると体の芯から冷えてしまうので、はおりものやひざかけなどはマストです。

冬場のデスクワークでも、足元の冷えがつらいもの。下半身のあたためアイテムを活用するほか、湯たんぽを太ももにのせると体全体があたたまります。

オフィスワーカーは夏の冷房冷えに注意!

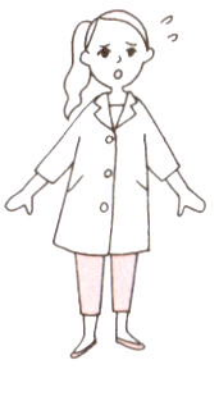

寝るときも体を冷やさない

ゆったりとした腹巻きを着けて寝よう

冷えがちな部分は湯たんぽやケープでカバー

夏は冷房をつけてもOK。ただし長そで&長ズボンを

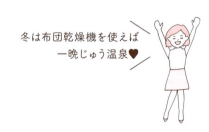

冬は布団乾燥機を使えば
一晩じゅう温泉♥

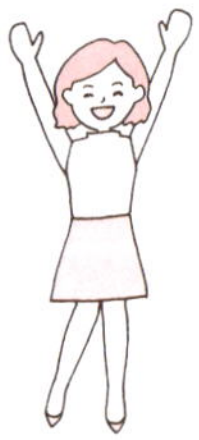

寝るときもおなかや首をあたためて

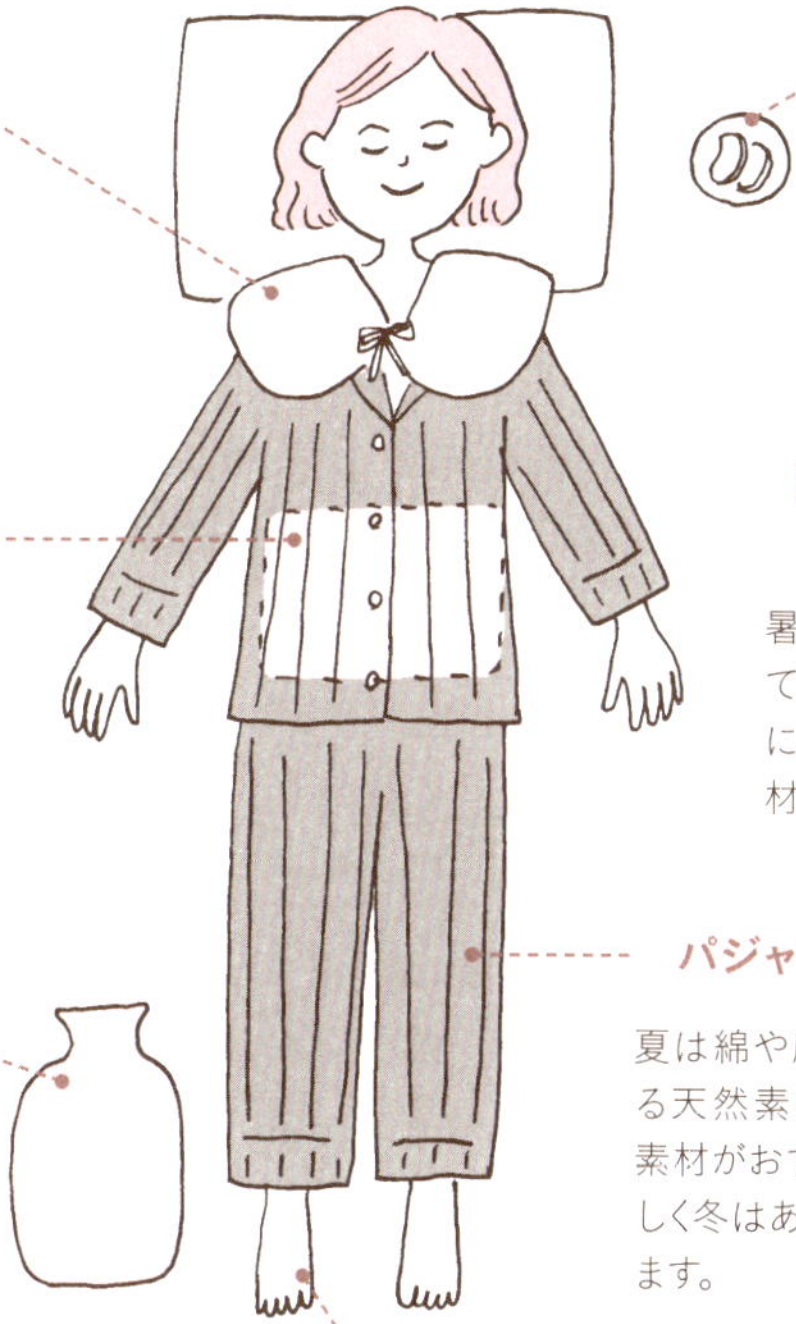

冬はケープで首をおおう

首元から冷気が入り込んで、体を冷やすのを防ぐ。首にタオルを巻いてもよい。

枕元にしょうが

寝つけないときは、スライスしたしょうがを皿に並べて枕元においておくと、安眠効果が。

寝るときも腹巻き

夏も冬も寝るときは必ず着用したい腹巻き。体を締めつけない、ゆったりとしたデザインを。

夏でもタオルケットはかけて

暑い日もタオルケットをかけて、おなかを冷やさないようにして。肌にやさしい天然素材を選んで。

冬は足元に湯たんぽを

容器に熱湯を入れるだけの湯たんぽは、あたたかさがじんわりつづく。

パジャマは天然素材のもの

夏は綿や麻など汗を吸いとってくれる天然素材、冬はあたたかい起毛素材がおすすめ。シルクは、夏は涼しく冬はあたたかく、一年じゅう使えます。

足先が冷えるときはソックス

寝るときはゆったりした専用のソックスが◯。五本指ソックスは血流がよくなるので足元はポカポカに。

寝るときも腹巻きをお忘れなく

1日の3分の1を占める睡眠時間こそ、冷え対策が大切です。足が冷えて眠れない人は、ソックスをはいてもOK。ただし締めつけのない、ゆったりとしたものにしましょう。

夏場、冷房を入れて寝るなら、パジャマは長そで&長ズボンで。

冬は湯たんぽや布団乾燥機を使って布団をあたためておくと、あたたかく気持ちよく眠りにつくことができます。

冷房をつけて寝るならあたたかい格好で！

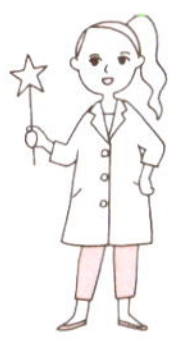

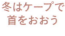

布ナプキンで下半身冷えを撲滅！

生理でないときも使うと冷え予防に

子宮や膀胱があたたまる&体全体がじんわりとあたたまる

おりものが多いときは冷えのサイン

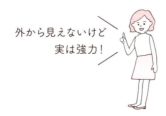

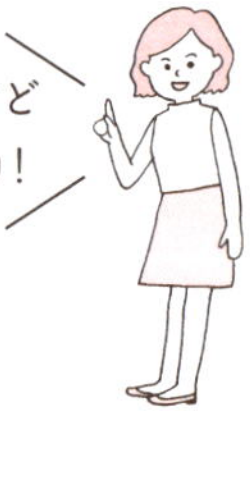
外から見えないけど
実は強力！

布ナプキンの効果

- 子宮や膀胱をあたためて冷え解消
- 生理痛や排卵痛が緩和される
- 通気性がよいのでムレにくい
- かゆみやかぶれが出にくい
- 経血の量や色を確認できる

布ナプキンの使い方

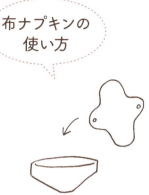

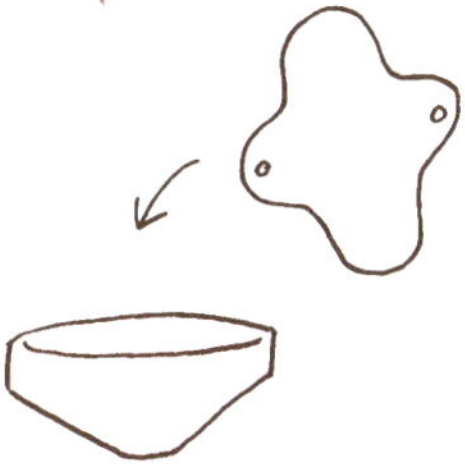

1 布ナプキンの裏表を確認し、ショーツの上にのせる。新しいものをおろすときは、必ず洗って。

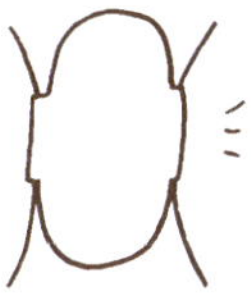

2 クロッチ部分に巻きつけて、スナップ留めする。使い方は紙の羽根ありナプキンと同じ。

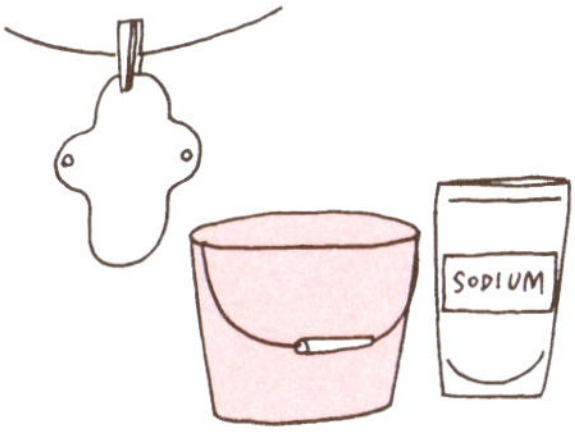

3 水でつけおきしてから洗う。アルカリウォッシュ(セスキ炭酸ソーダ)を使うと汚れが落ちやすい。

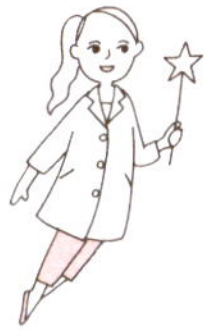

生理中だけでなく日常的に使って

おりものが多いときは要注意！

おりものが水っぽくて量の多い状態が長くつづくときは、冷えのサイン。おりものの量が多いときこそ、布ナプキンやおりものシートを使ってあたためるように心がけて。

子宮や膀胱をあたためる布ナプキンのすごい効果

繰り返し使えて蒸れにくい布ナプキンは、生理中だけでなく、日常的につけると子宮や膀胱をあたため、冷えを改善します。

布ナプキンはさまざまなタイプがありますが、スナップのついたものなら使い方は紙ナプキンと全く同じ。まずは生理以外のときに試して、あたたかさを実感してみて。

市販のよもぎ温熱パッドなら、子宮や膀胱、大腸にダイレクトに熱が伝わり、血流がよくなって全身があたたまります。

即効お手当て「温湿布」いろいろ

低温やけどの心配なく体の芯からあたたまる

身近な材料を使って手軽に作れる！

忙しいときはレンジでチンした蒸しタオルでも

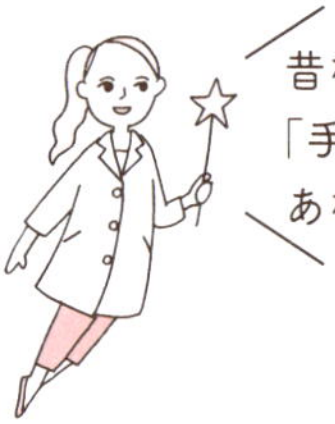
昔ながらの
「手当て」は
あなどれない！

おすすめ温湿布！

こんにゃく湿布

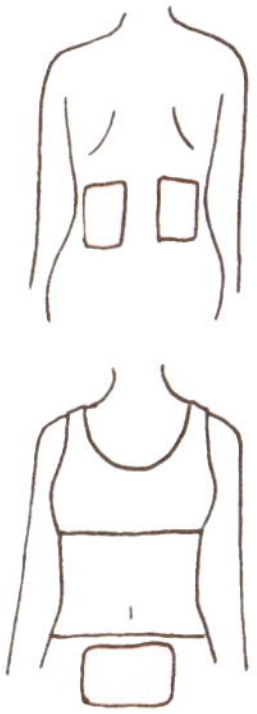

ゆでることでしっかりと抱え込んだ熱が、体の芯まで浸透する。婦人科系の病気に効果的。

作り方
こんにゃく3枚を熱湯で4分煮て、1枚ずつ布でくるみ、おなかの下に1枚、2枚は左右の腰に。

しょうが湿布

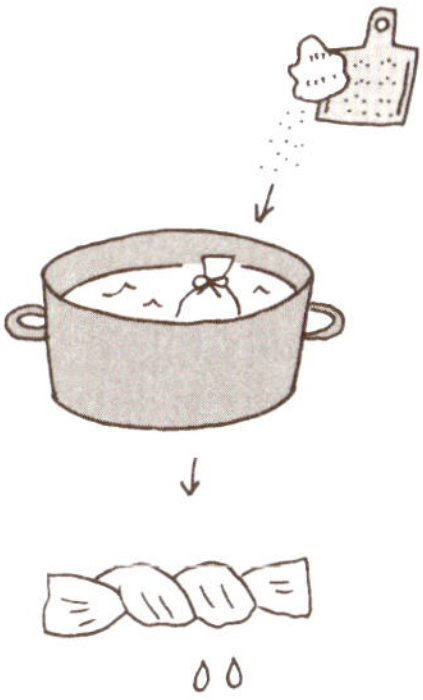

しょうがの血行促進効果を肌からとり入れ、こりや痛みなど、幅広い悩みに対処できる。

作り方
すりおろししょうがを布袋に入れて、水を入れたなべで熱する。少し冷めたら、タオルをひたして患部に当てる。

塩湿布

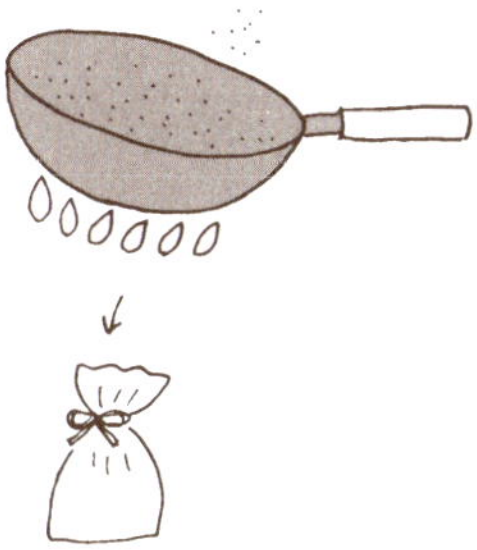

一度あたためると冷めにくく、あたたかさが持続する。おなかに当てると、じんわりと汗が出る。

作り方
自然塩をさらさらになるまで中火でいる。あたたかいうちに布袋に入れて口を閉じ、おなかに当てる。

身近なものが冷えとりに効くなんて！

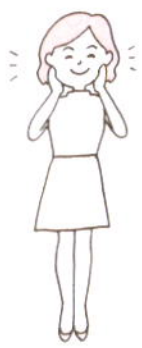

低温やけどの心配なく体をじんわりあたためます

ガンコな冷えには、温湿布が著効あり。低温やけどの心配なく、体を芯からあたためて発汗を促します。

しょうが、こんにゃく、塩などは身近で手に入りやすいうえ、ナチュラルなのもうれしい点。

時間がないときは、ぬらして固くしぼってレンジであたためた蒸しタオルもおすすめ。首や目に当てると、血行がよくなり目の疲れや頭痛がやわらぎます。

あらゆる不調に効く「温灸」

冷えている場所や
ツボをお灸であたためよう

冷えに効くツボにドライヤーを
当てるのもおすすめ

びわの葉温灸は抗がん療法&
冷え改善効果で有名

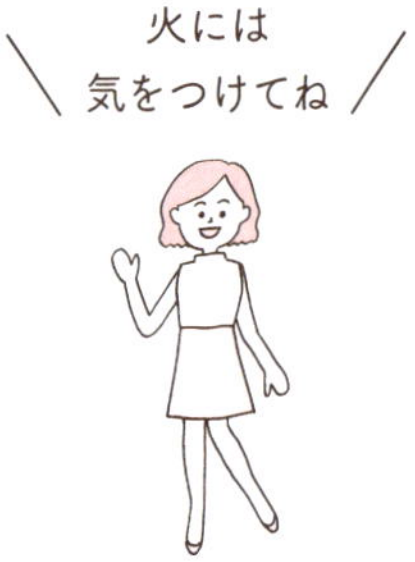

おすすめはセルフ温灸

紙の台座にもぐさの入った「台座タイプ」を使えば、一人でも手軽にできます。種類によって熱さのレベルが違うので、最初は弱いものからトライしましょう。

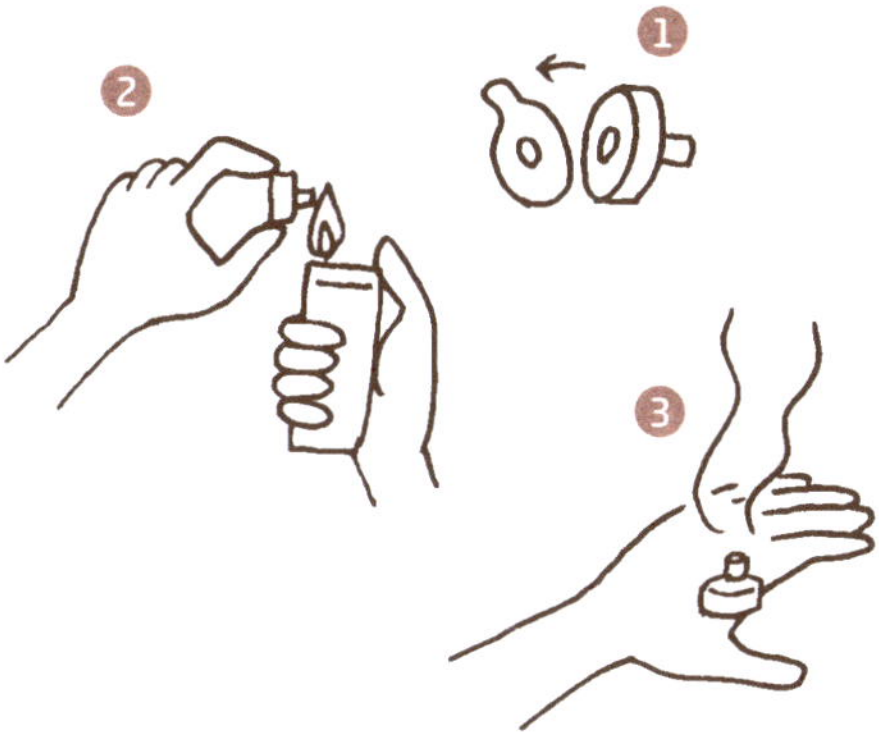

やり方

1 お灸に火をつけて、ツボの上におく。あらかじめツボに印をつけておくとスムーズ。

2 ツボにおいてしばらくすると、ほわっとあたたまってくる。血行がよくなっている証拠。

3 ピリピリと熱さを感じたら終了。短時間でも、熱くなれば温熱の刺激は伝わっている。

ドライヤー温灸なら手軽

内くるぶしの三陰交（p.131）にドライヤーのあたたかい風を当てると、足全体があたたまる。当てるときは弱モードで10～15㎝離して。服の上からでもOK。

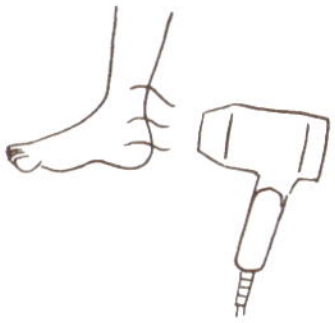

冷えに効くツボは合谷《ごうこく》や三陰交《さんいんこう》

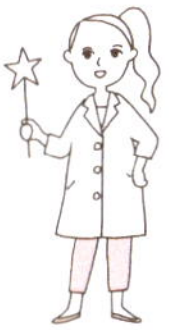

温灸で冷えが気になる部位やツボをあたためて

体を芯からあたためる方法に温灸があります。一般的に温灸とは、よもぎの葉からとり出したもぐさをツボの上にのせて燃やし、その熱でツボを刺激すること。血行をよくし、体全体をあたためます。

最近では直接肌に火がふれない台座タイプや、火を使わないタイプも市販されているので活用を。ドライヤーならもっと簡単です。ビワの葉温灸は、がんの民間療法として昔から有名です。

冷えを感じたら、すぐにツボ押し

ツボを押すと気の流れがよくなり体があたたまる

冷えに効くツボは下半身にたくさんある

親指の腹で垂直に押すのがツボ押しの基本

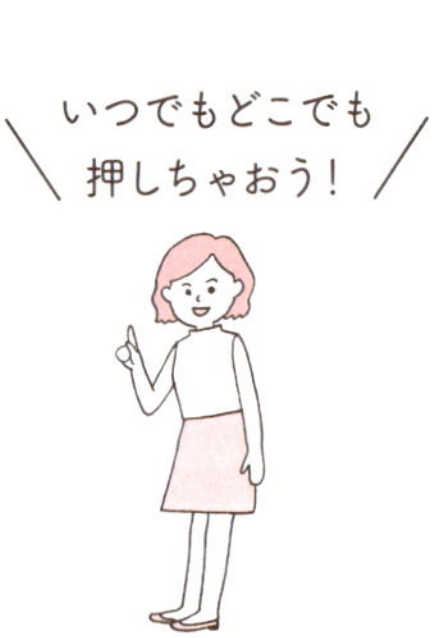
いつでもどこでも押しちゃおう！

冷えに効くツボはココ！

爪もみもおすすめ！

指先には神経線維が集まっているので、爪のつけ根を指で押して刺激すると、副交感神経が優位になり血行が改善。ただし交感神経につながるツボのある薬指は避けること。

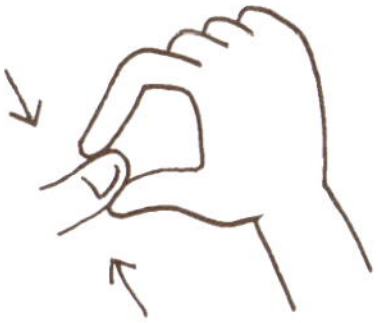

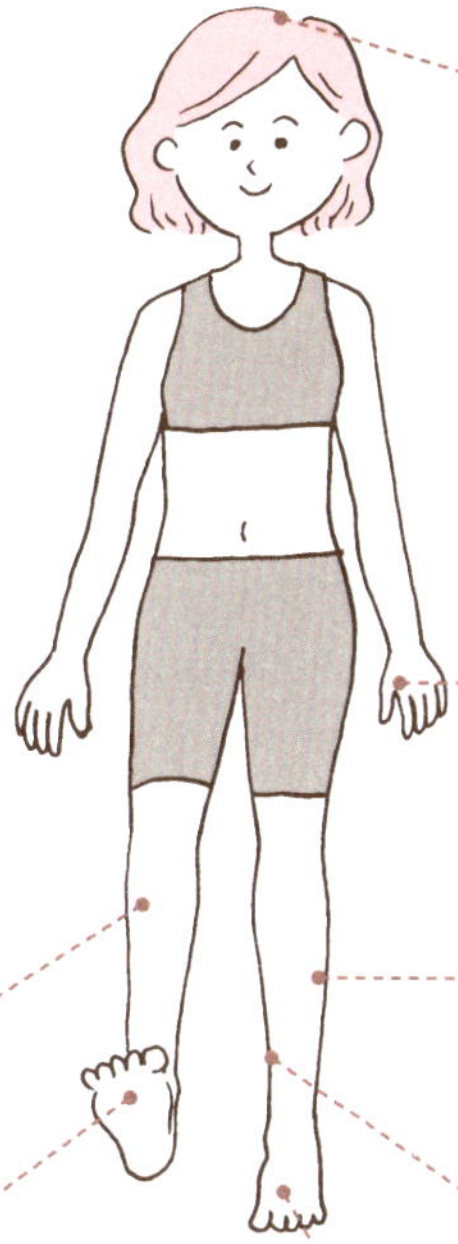

百会《ひゃくえ》
頭のてっぺんの百会を押すと頭がスッキリ。ストレス冷えにも○。

合谷《ごうこく》
手の甲を上にして、親指と人差し指の骨のつけ根がぶつかるところ。

豊隆《ほうりゅう》
むくんだら、ふくらはぎの外側の筋肉が厚いところをぐいっと。

足三里《あしさんり》
ひざの外側のくぼみから指3本分下がったところ。親指で押して。

湧泉《ゆうせん》
土踏まずのやや上の中央のくぼみ。ゴルフボールでコロコロしても。

太衝《たいしょう》
足の甲の親指と第二指の骨が交わるところにある。足先の冷えに。

三陰交《さんいんこう》
足首の内側のくるぶしから、指4本分上にある冷えに効くツボ。

ツボを押して体全体にエネルギーをめぐらせて

血行をよくして体の冷えを解消する効果のあるツボ押し。ツボは経穴と呼ばれ、ツボを押すことで気の通り道である経路を刺激し、体のエネルギーを循環させます。

ツボは体じゅうにありますが、特に冷えに効くのは、「三陰交」や「太衝」など。親指の腹で垂直に力をかけて押しましょう。

ツボはあたためたり、手のひら全体を使ってマッサージするのも冷えとり効果があります。

お灸（p.128）や衣類であたためるのもおすすめ

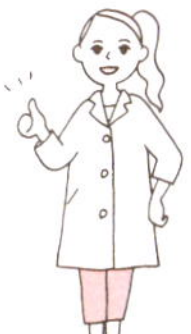

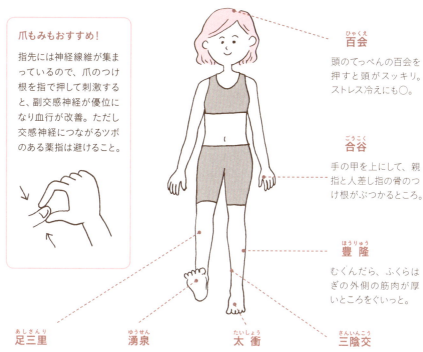

教えてニーナ先生

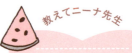

夏期講習

梅雨から夏にかけて
気をつけたいのが
冷房冷えと熱中症です。

夏こそ冷えに注意したい理由

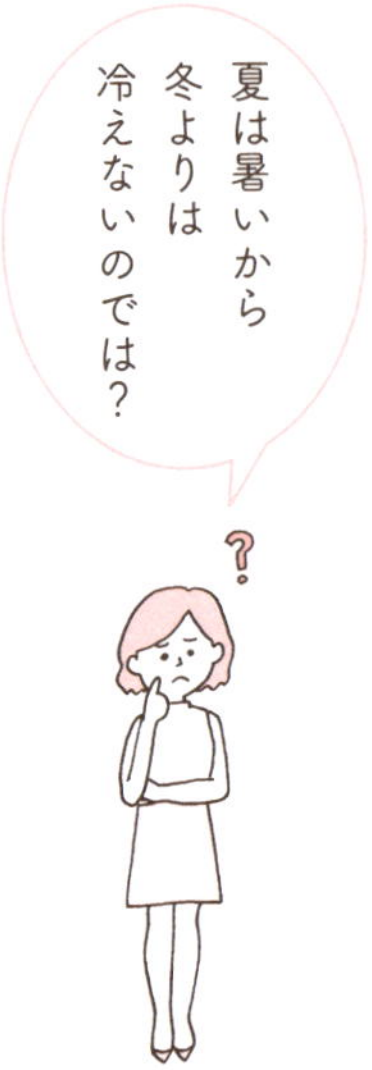
夏は暑いから
冬よりは
冷えないのでは？

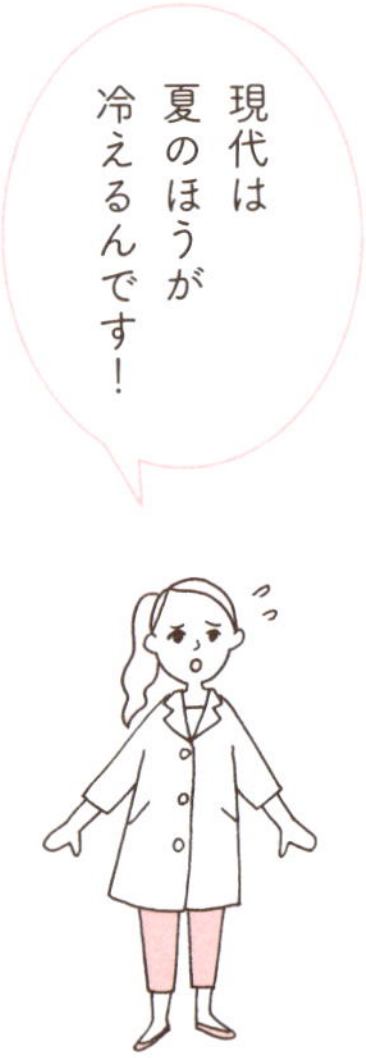
現代は
夏のほうが
冷えるんです！

いまや夏になると、どこでも冷房がきいています。そこで薄着で過ごし、冷たい飲み物や食べ物をとると内臓が冷えて、臓器の働きが落ちます。屋外で運動をするときはこまめな水分と塩分補給が必要ですが、室内ではむやみに水分をとる必要はありません。

夏は冷房で冷えている！

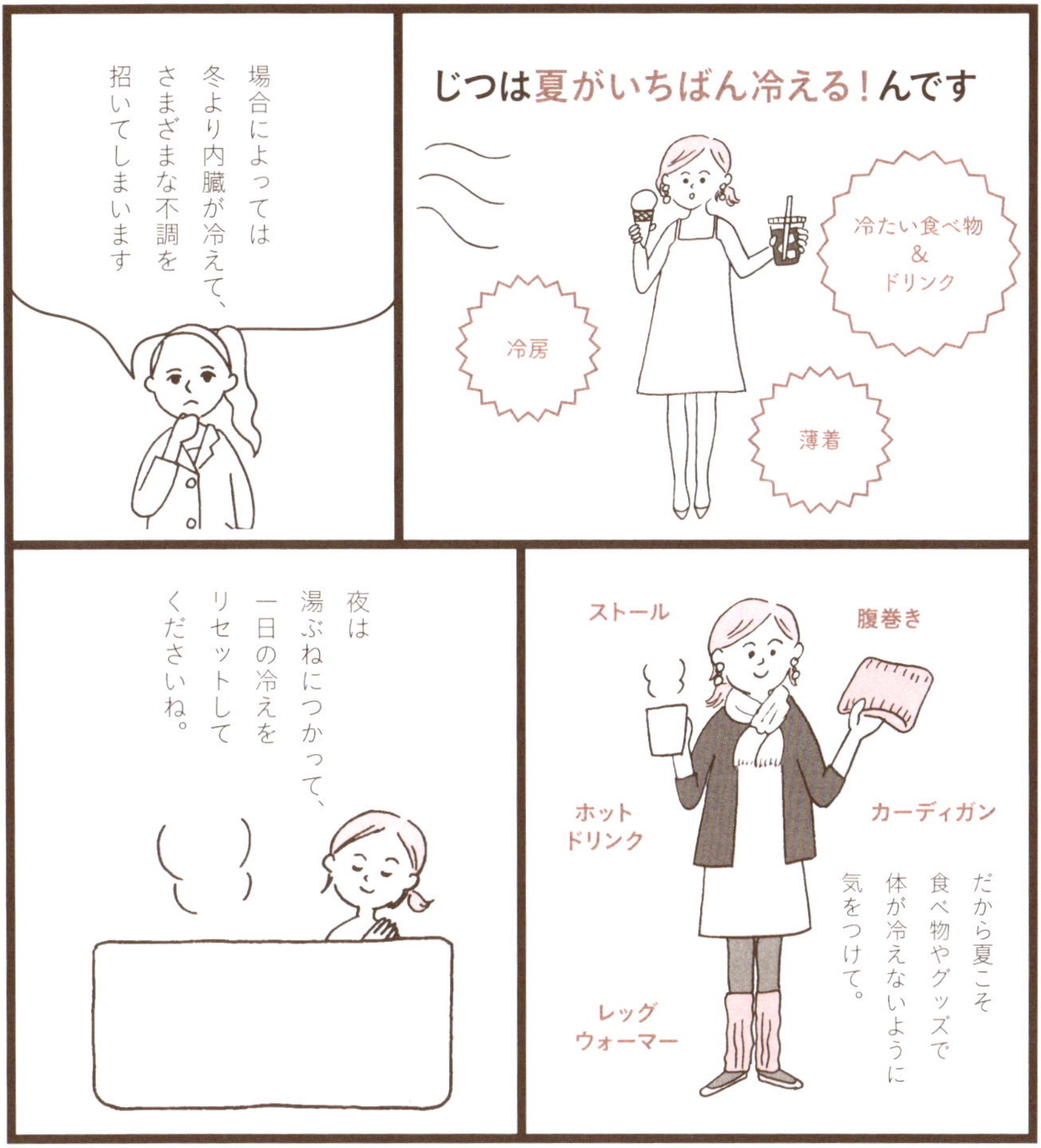

じつは夏がいちばん冷える！んです
冷たい食べ物
&
ドリンク
冷房
薄着
場合によっては冬より内臓が冷えて、さまざまな不調を招いてしまいます
ストール
腹巻き
ホット
ドリンク
カーディガン
レッグ
ウォーマー
だから夏こそ食べ物やグッズで体が冷えないように気をつけて。
夜は湯ぶねにつかって、一日の冷えをリセットしてくださいね。

体を冷やさないコツ

1 水分をとるなら あたたかいもの

あたたかいしょうが紅茶やみそ汁がおすすめ。みそ汁は塩分補給にも。

2 あたたかアイテムを活用する

エアコンのきいた室内では腹巻きやストール、レッグウォーマーを。

3 体を冷やす食品を とりすぎない

きゅうりやすいかは陰性食品なので、塩やみそで陽性にかえて。

4 汗をかいたら 塩分補給

汗をかくと体の塩分が失われます。水分とともに塩分もとること。

夏は食べ物に ひと工夫して陽性に

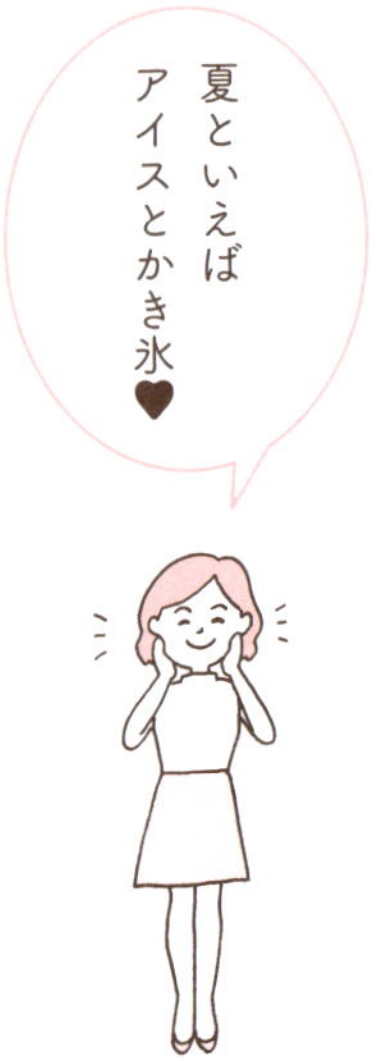
夏といえば
アイスとかき氷♥

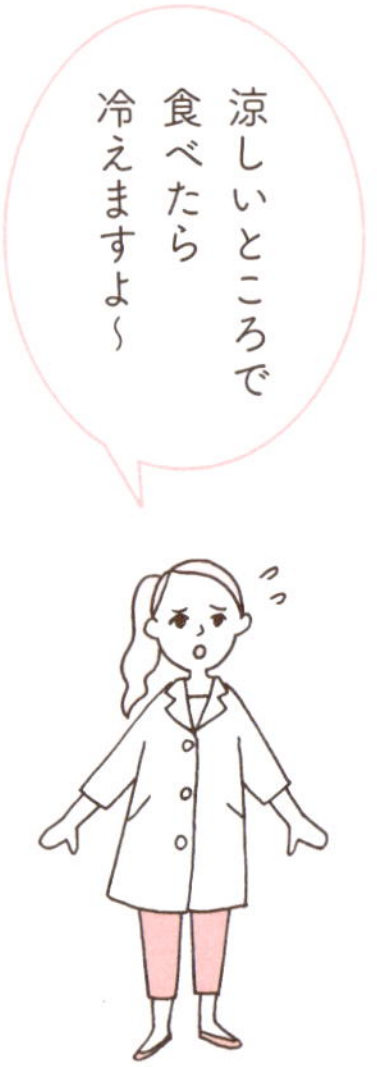
涼しいところで
食べたら
冷えますよ～

冷房のない時代は、暑い夏に体を冷やす陰性食品をとることで体を調整していましたが、どこでも冷房のきいている現代で同じようにしたら体を冷やしすぎてしまいます。夏ならではの食品も、食べ方にひと工夫が必要。意識して体をあたためる陽性食品を加えましょう。

夏はこんなふうに食べます♪

1 おすすめドリンクはみそ汁

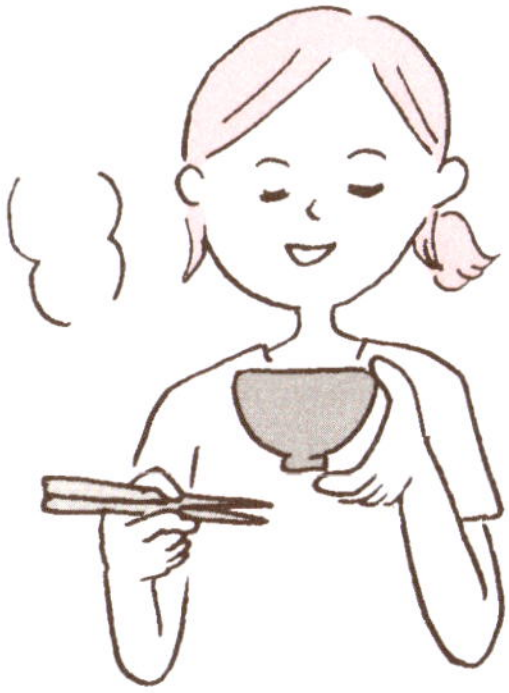

アミノ酸やミネラルが豊富なみそ汁は疲労回復や塩分補給に。暑いときは冷たくしても。

2 夏野菜には塩！

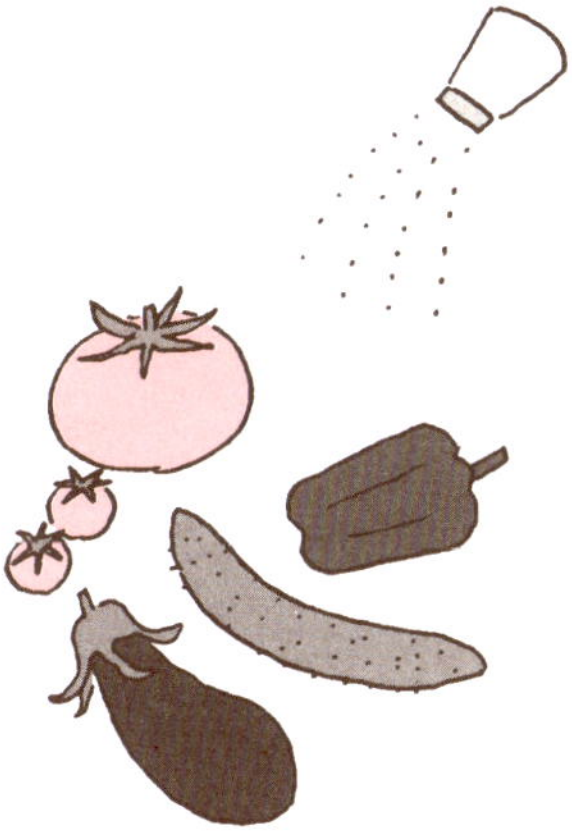

トマトやきゅうりなどの夏野菜は、体を冷やす陰性食品。自然塩をかけて陽性に近づけて。

3 すいかジャムを作ってみる

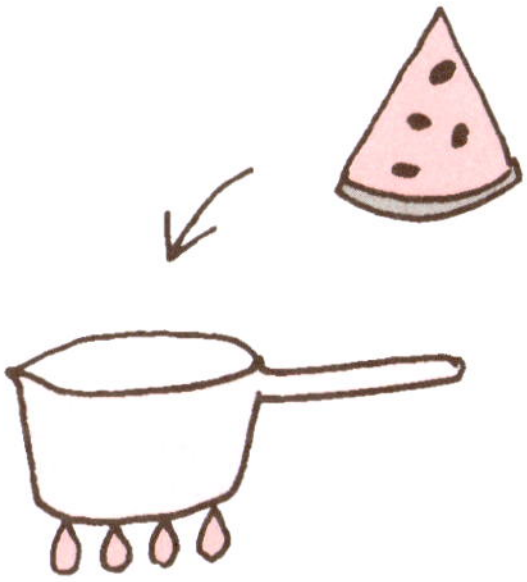

カットしたすいかをジュース状にし、なべで煮詰めれば陽性に。甘味料におすすめ。

4 蒸ししょうがを活用する

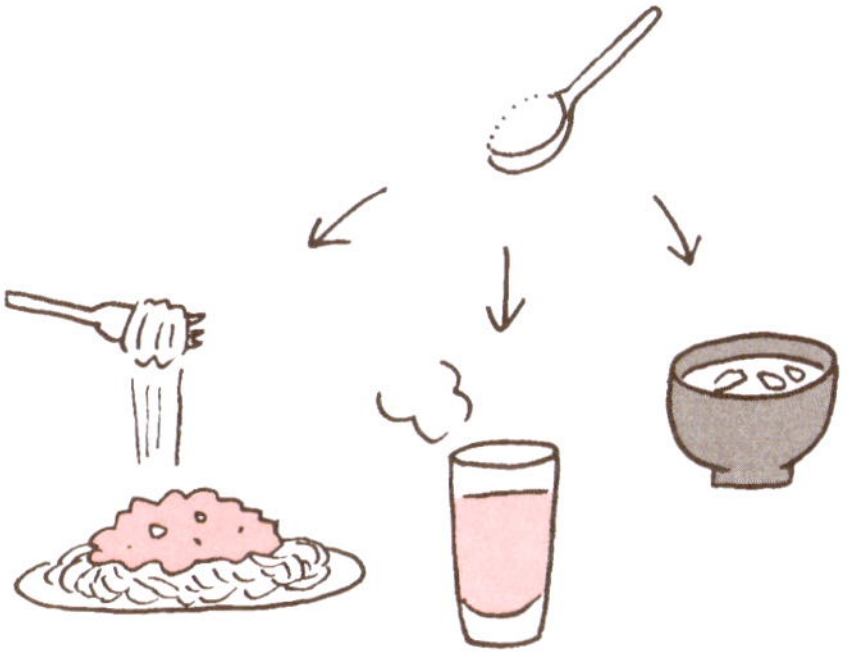

夏こそ、体をあたためる蒸ししょうが(p.60)を。いろいろな料理に入れて、積極的にとって。

寝るときは冷房をつけても OKだけれど……

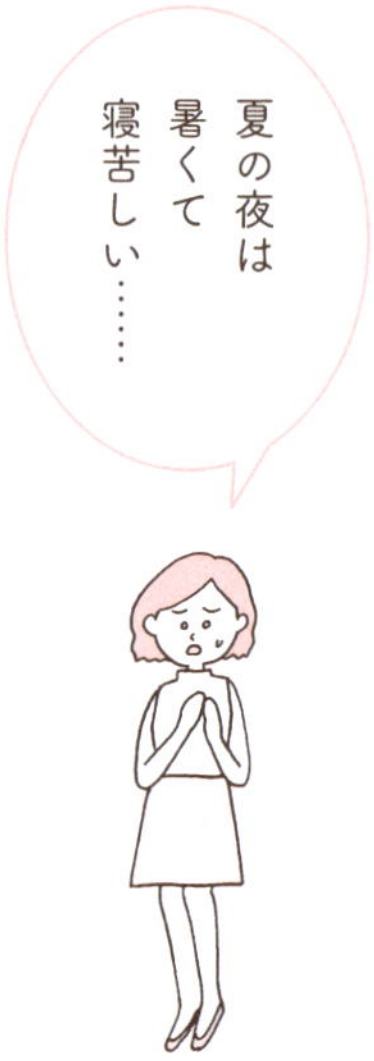
夏の夜は
暑くて
寝苦しい……

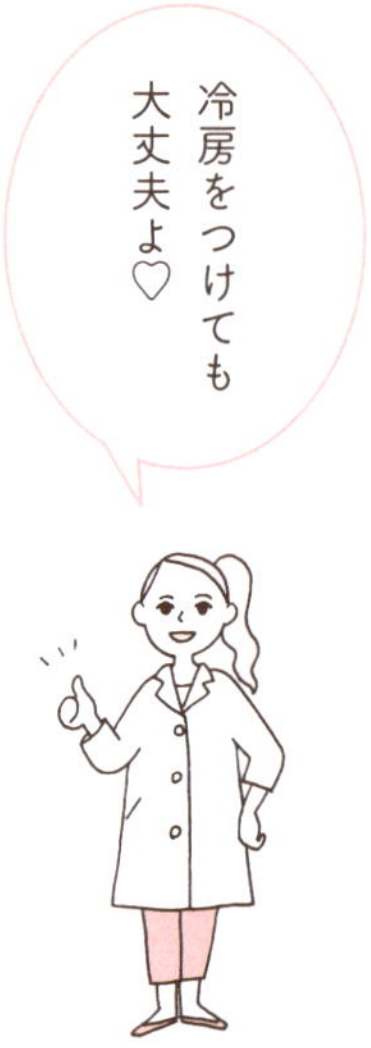
冷房をつけても
大丈夫よ♡

冷えが心配だけれど、冷房なしでは寝苦しい夏の夜。がんばってエアコンをがまんしても質のよい睡眠がとれず、だるい体を引きずるという悪循環に陥ります。冷房をつけて寝ると決めて、あたたかい格好をして寝るのが夏の冷え対策の大きなポイントです。

冷房をつけるなら服装に注意！

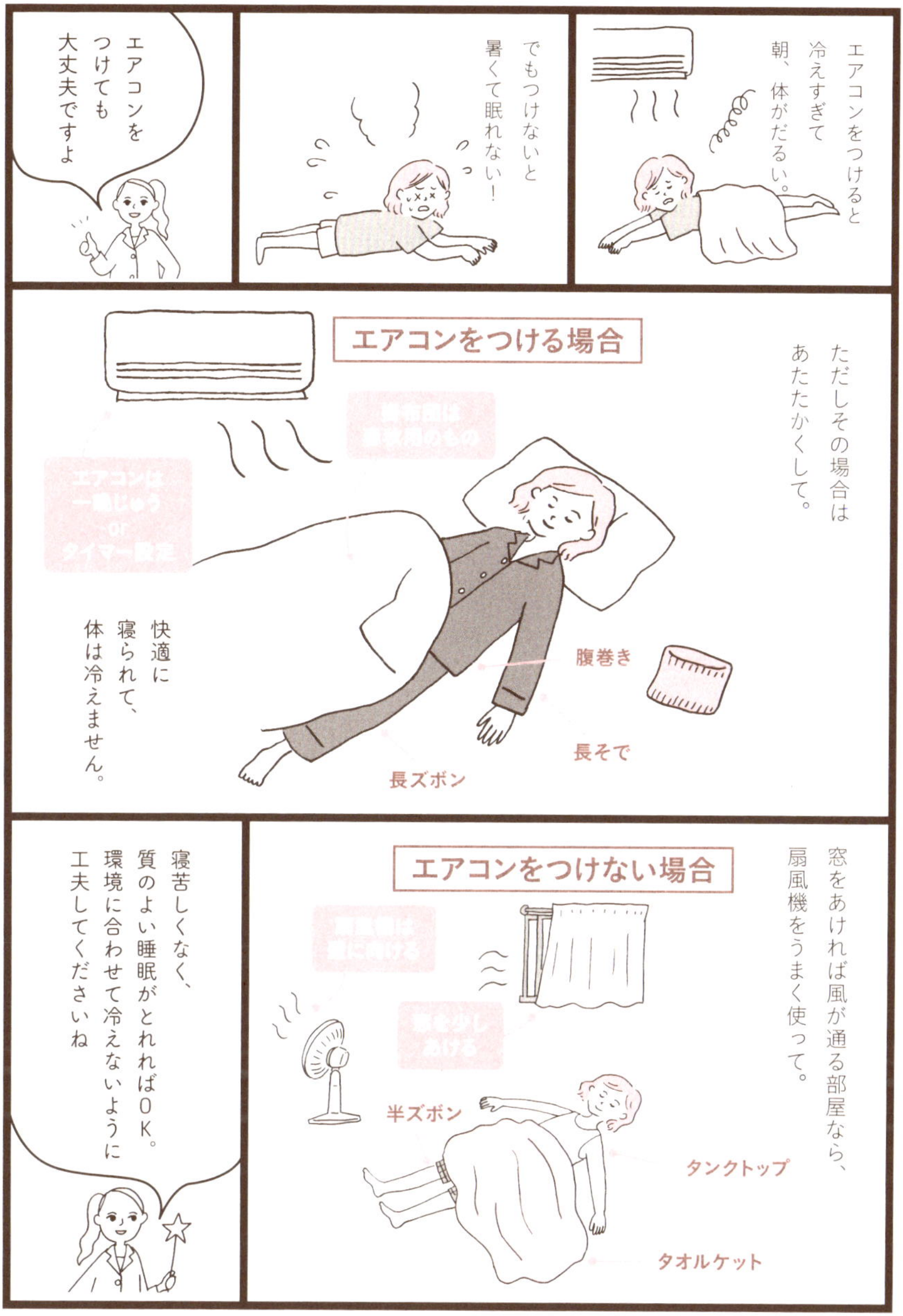

熱中症対策は梅雨どきからスタート

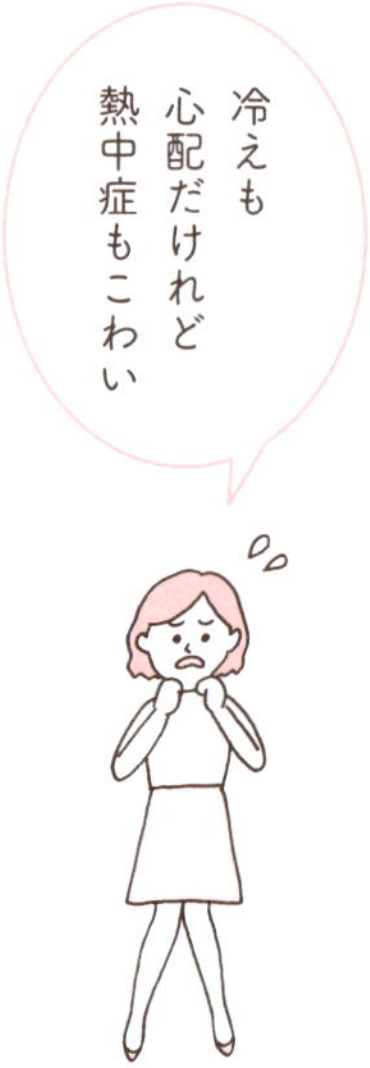
冷えも心配だけれど熱中症もこわい

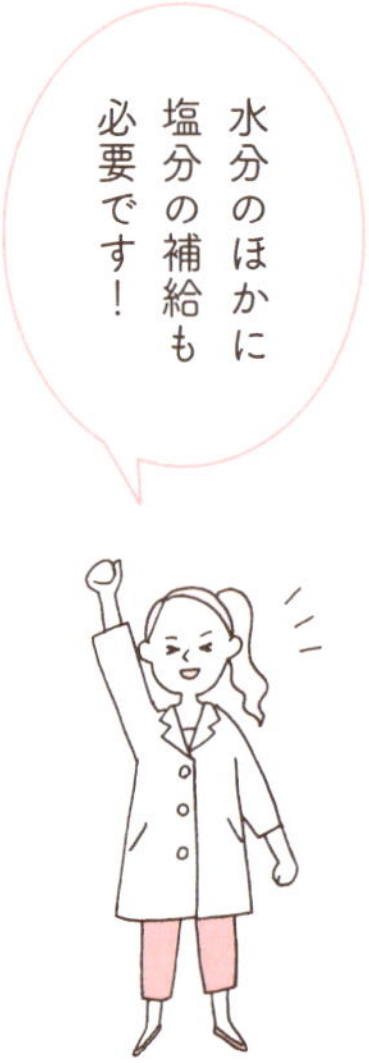
水分のほかに塩分の補給も必要です！

冷え対策に熱心になるあまり、熱中症になっては大変。熱中症の原因は湿度の高さから汗が蒸発できず、体温を下げられないことで、体の中に熱がこもり体温が急上昇すること。真夏だけでなく、ムシムシしている梅雨どきから危険性が高まるので注意！

熱中症を予防するには？

1 熱のこもらない服装をする

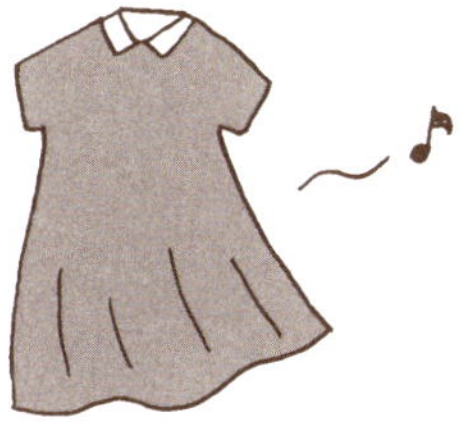

なるべく天然素材を使った風通しのよい、ゆったりとした服装がおすすめ。

2 部屋の風を循環させる

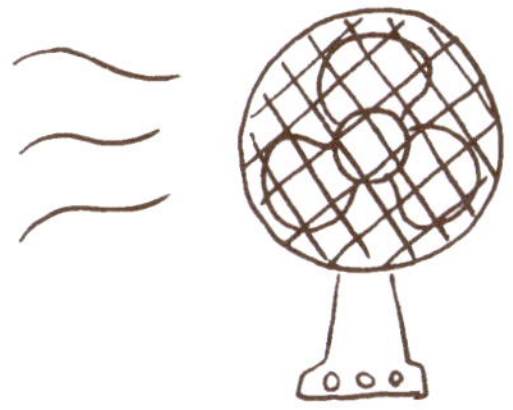

エアコンだけでなく、扇風機などで部屋の風を循環させると、汗が蒸発しやすくなる。

3 暑いところではこまめに水分&塩分補給

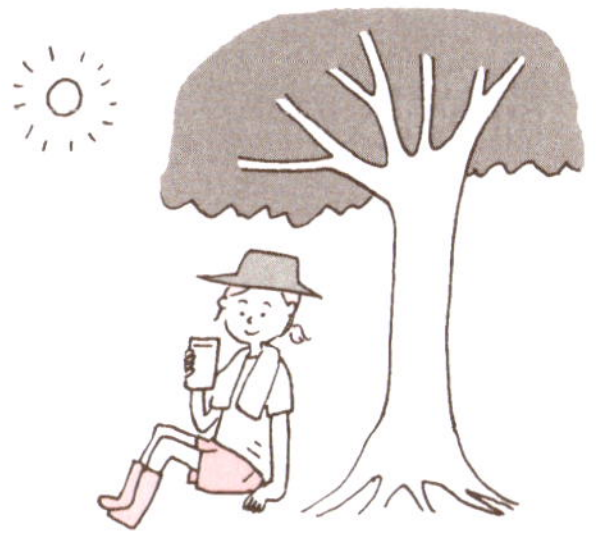

屋外で運動や作業などを長時間する場合は、こまめに水分と塩分を補給する。

4 首、わきの下、ももの つけ根を冷やす

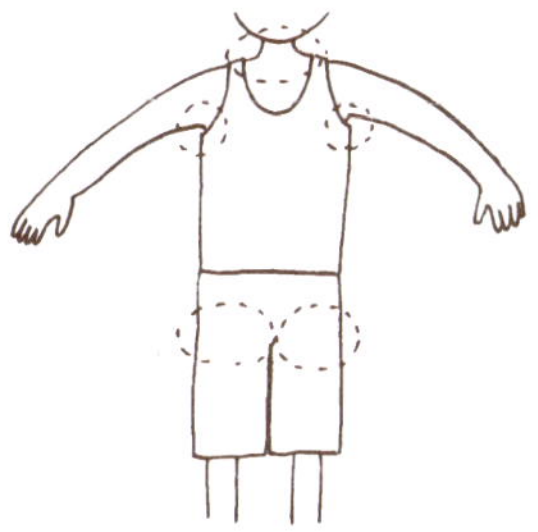

上昇した体温を下げるには、首、わきの下、太もものそけい部を冷やすこと。

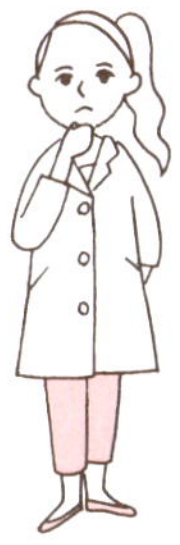

体の外に熱を出すのがポイント

運動は早朝か夕方〜夜に

外で運動する習慣のある人は、昼間は熱中症の危険があるため、早朝か夕方から夜にかけてがおすすめ。涼しい家の中で、もも上げやスクワットをしても、いい運動になります。

Lesson 5

症状別お悩み相談室

肌荒れや生理痛……
ふだんから感じる不調も
冷えとりで全部解決！

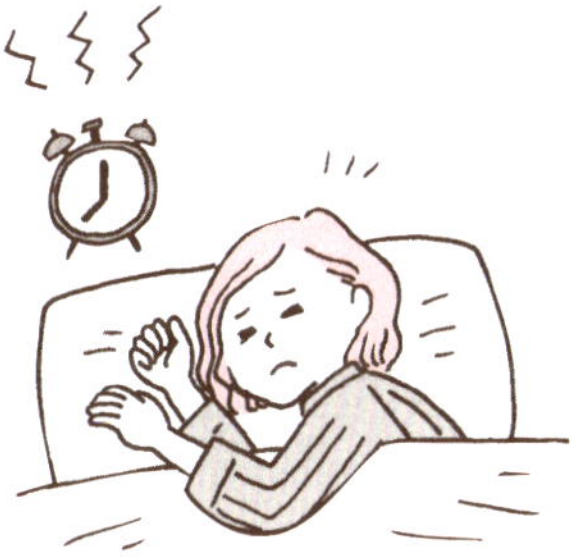

お悩み
1

便秘・下痢

便秘も下痢も、体が冷えて腸内環境の悪いことが原因です

女性に多く見られる便秘は、腸の血流が悪いことから起こります。その大本の原因は冷え。慢性の下痢も、冷えや体内の水分バランスの乱れが原因とされています。便秘も下痢も腸をあたためて、腸内環境をよくすることが必要です。便を見れば腸内環境の状態がわかります。よい便はしっかりした太さで、きれいな茶色。においもそれほどありません。腸内環境が悪いと便の色が濃く、においも刺激臭になります。セルフ便チェックで、状態がよくないときは冷えとりを！

改善法

おなかをあたためて腸の働きをサポートして

便秘、下痢、どちらの場合も腹巻きを。おなかをあたためると腸の働きがよくなります。ガンコな便秘には、腹巻きの上からカイロを貼って。便秘で苦しいときは、朝食をとらないこと。食べると排泄しにくくなります。便秘のときは、排泄を促すにんじんりんごジュースや腸内環境をよくしてくれる発酵食品がおすすめです。下痢のときは、塩分と水分を補う必要があります。濃いめのみそ汁や梅醤番茶で胃腸をあたためつつ補給を。

おすすめは「腸もみマッサージ」

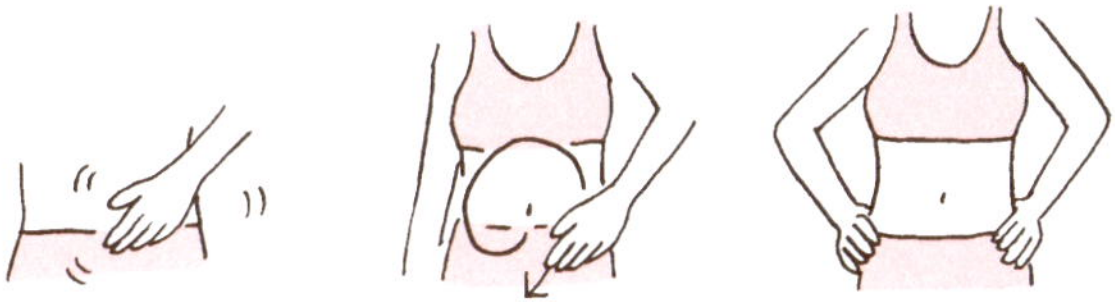

1. 両手を腰に置き、親指を背中に、残り4本の指をおなかに当て、両わきをもむ。
2. 手のひらをおなかに当て、へそから時計まわりに「の」の字を書くように動かす。
3. さらに、指先で押すようによくもみほぐすと効果的。気持ちいいと思えるくらいの強さで2〜3分。

おすすめ漢方薬

幅広く用いられるのが「大黄甘草湯《だいおうかんぞうとう》」。体力のない女性には「麻子仁丸《ましにんがん》」。そのほか「防風通聖散《ぼうふうつうしょうさん》」や「三黄瀉心湯《さんおうしゃしんとう》」など。

お悩み 2

肌荒れ

肌のトラブルは皮膚から解毒している証拠

乾燥肌、敏感肌、ニキビ、吹き出物、しっしん、アトピー性皮膚炎など、どんな皮膚トラブルも、漢方では体の中から老廃物や余分な栄養を捨てようとする反応と考えます。たとえば、甘いものを食べすぎたらニキビができる、便秘をすると吹き出物ができるなどは、皮膚からの解毒なのです。美肌のためなに水分を多くとる人がいますが、冷えているとどんなに水分をとっても必要なところに届きません。細胞に必要な水分や栄養、酸素などを全身に届けるのは血液なので、美肌のためにはきれいな血液を全身にめぐらせることが第一です。

改善法

食べる量を減らせば肌トラブルは9割治る

漢方では、どんな皮膚トラブルでも「食べる量を減らす」「体をあたためて汗をかく」のが治療法。食べる量が多いとそれだけ老廃物も多く、皮膚の炎症反応を引き起こします。目安としては1日2食にするか、3食食べるならすべて腹七分目にするくらいにしましょう。また、サウナやおふろ、運動などで汗をかくと、老廃物や余分な水分が汗として排泄されます。体内の老廃物は約7割が便といっしょに排泄されるので、便秘予防（p.142）も肌トラブル解消には欠かせません。

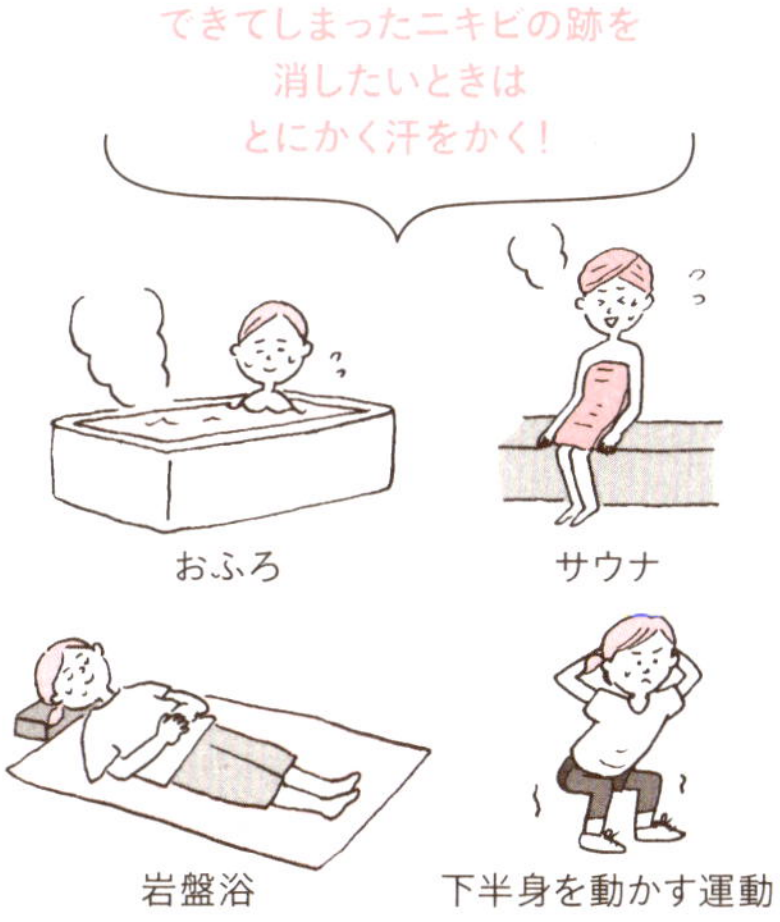
できてしまったニキビの跡を
消したいときは
とにかく汗をかく!
おふろ
サウナ
岩盤浴
下半身を動かす運動

おすすめ漢方薬

乾燥やニキビには「清上防風湯《せいじょうぼうふうとう》」。ニキビが化膿したときに「十味敗毒湯《じゅうみはいどくとう》」。アトピー性皮膚炎の改善に「越婢加朮附湯《えっぴかじゅつぶとう》」など。

お悩み 3

生理痛・生理不順

おなかが冷えると婦人科トラブルの原因に

下腹部が冷えると女性ホルモンの分泌が乱れ、生理痛、生理不順、更年期障害など婦人科系の病気を引き起こします。生理痛は血行不良から起こる痛み。また体に水分がたまっている「水毒」の人も、全身の血行が悪くなり生理痛になりやすくなります。

生理の悩みを抱えている人のおなかをさわってみると、ひんやり冷たいもの。おなかが冷えると、そこにあるべき血液や熱が上半身にのぼり、ほてりやイライラといった更年期障害のような症状が出ることもあります。若くても、こうした症状のある人は要注意です。

改善法

腹巻きやカイロで下腹部を徹底的にあたためて

生理のトラブルは血行の滞りが原因のことが多いので、冷えとりが有効。特にふだんから下腹部をあたためると、生理痛はかなり軽くなります。日常的に腹巻きを着けるのはもちろん、生理痛がひどいときは腹巻きの上からカイロを貼って、子宮の血行をよくしましょう。生理中も湯ぶねにつかってＯＫ。血流をよくして子宮の働きを高めれば、生理不順や子宮筋腫、子宮内膜症といった子宮の病気の予防にもつながります。

ごぼう、山いも、にんじん、れんこんなどの根菜類もおすすめ

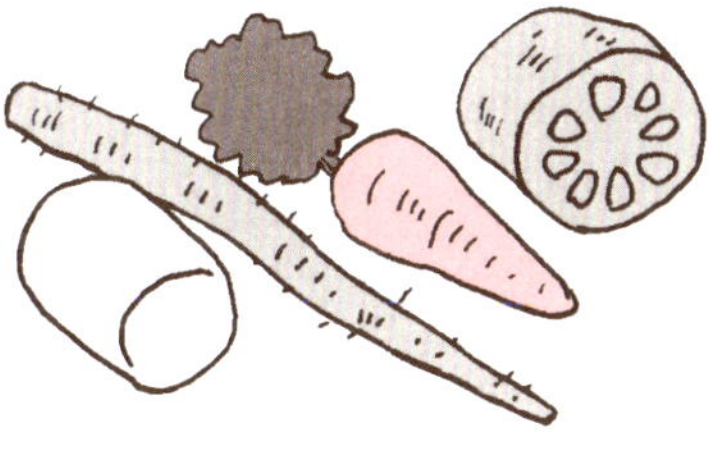

おすすめ漢方薬

体力のない人は「当帰芍薬散《とうきしゃくやくさん》」。体力のある人は「桂枝茯苓丸《けいしぶくりょうがん》」。イライラしているときは「加味逍遙散《かみしょうようさん》」など。

お悩み 4

頭痛

上半身の冷えが原因で頭痛が起こります

冷えて肩から首の血行が悪くなる、あるいは脳内の血管が拡張することから起こる頭痛。これは上半身の血流の悪さが原因で、冷えている証拠です。二日酔いで頭が痛くなるのも、体の中に余分な水がたまる「水毒」によるもの。お酒のほとんどは水分なので、お酒を飲む前後に水分を排出させることが必要です。痛みがひどいと鎮痛剤を使いたくなりますが、鎮痛剤は体を冷やし、また頭痛を引き起こすという悪循環になることも。できるだけ使わずにすむよう、ふだんから頭痛になりにくい生活にシフトしましょう。

改善法

体をあたためて 水分をとりすぎない

冷えや水毒が原因の頭痛には、体をあたため、水分をとりすぎないようにしましょう。腹巻きを着ける、おふろやサウナで汗をかく、運動をする、しょうがを食べるなどが有効です。

また上半身の血流をよくするためには、手浴（p.94）もよいですが、下半身の冷えを改善することも大切。下半身が冷えると上半身に血が集まり、肩こりや頭痛を引き起こすからです。運動や入浴、足浴などで下半身に血液を送れば、上半身の血行もよくなり頭痛もやわらぎます。

肩こりもあるなら
壁腕立て伏せ（p.25）で
一石二鳥の効果が！

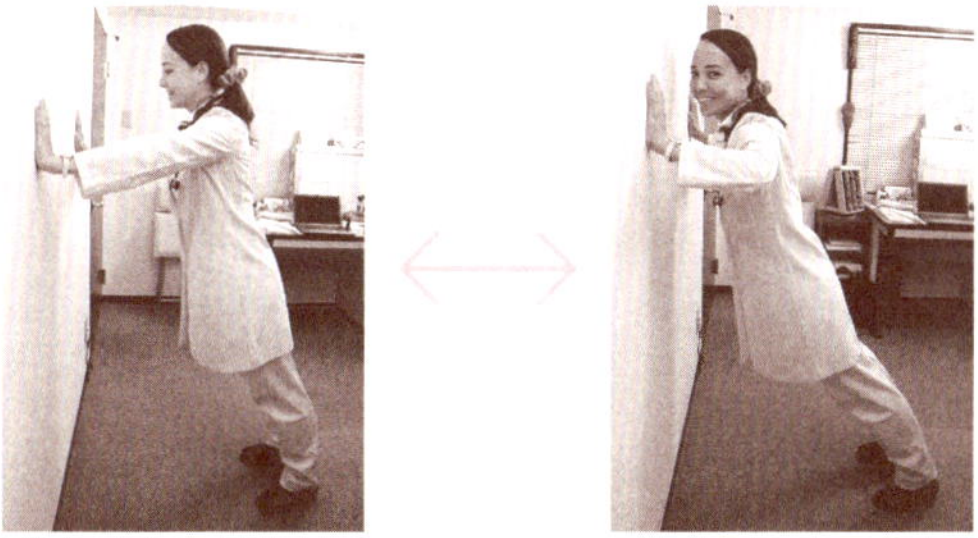

おすすめ 漢方薬

水毒には「苓桂朮甘湯《りょうけいじゅつかんとう》」。冷え性には「呉茱萸湯《ごしゅゆとう》」。首から肩のこりがひどいときは「葛根湯《かっこんとう》」。二日酔いには「五苓散《ごれいさん》」。

お悩み 5

貧血

女性に多いのは鉄欠乏性貧血です

貧血とは血液中の赤血球が少なくなった状態のことで、ひどくなると立ちくらみやめまい、体のだるさなどの原因となります。女性は毎月生理で血液が排出されるため、鉄不足による「鉄欠乏性貧血」になりやすいもの。特に子宮筋腫のある人は月経血の量が多いため、貧血になりやすいので要注意です。

漢方では、貧血は体が冷えて陰性体質になって起こる症状と考えます。貧血の改善には、鉄を多く含む食材をとることに加えて、体をあたためて陽性体質にすることも大切です。

改善法

鉄が多く色の濃い陽性食品がおすすめ

体をあたためる陽性食品をとりましょう。特に黒砂糖や小松菜、あずき、のり、ほうれんそう、かつお、プルーンなど、鉄が多く含まれ、「色の濃い」食品をとると一石二鳥です。また、筋肉は体内の鉄を貯蔵するので、筋トレ（p.24〜27）や運動で筋肉をふやすこと。最近ではストレスも貧血の原因のひとつとされます。ストレス冷えを解消するためにも、ゆっくりおふろに入ったり、ツボ押しやマッサージをしたりしてリラックスするとよいでしょう。

牛乳、生の葉野菜、緑茶など
「青、白、緑」のものは控えめに

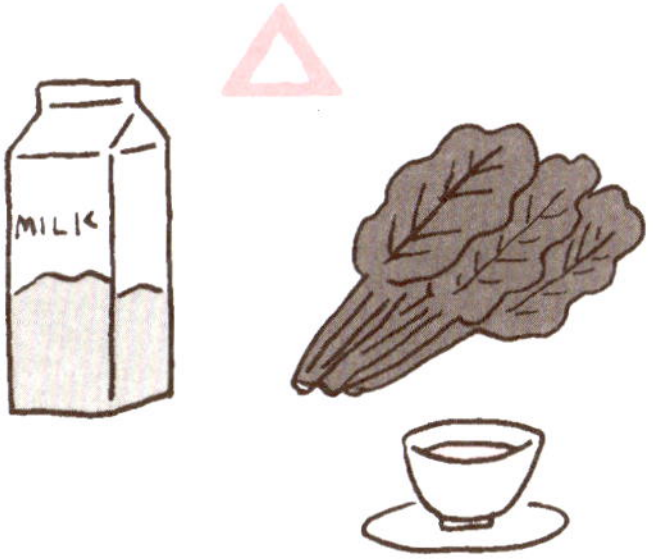

おすすめ漢方薬

生理痛、生理不順、子宮筋腫のある人は「当帰《とうき》芍薬散《しゃくやくさん》」。痔や子宮筋腫で出血の多い人は「芎帰《きゅうき》膠艾湯《きょうがいとう》」など。

お悩み6

眠れない

体が冷えていると体温が下がらず不眠に

一般的には、手足の血流がよくなり、体の中心の温度が下がったときに眠りにつきやすいとされています。ところが、冷え性の人は手足の血流が悪く、体の中心も冷えているので、それ以上体温を下げられず、寝つきが悪くなってしまうのです。また、ストレスで過緊張になっている人やまじめでがんばりすぎてしまう人は、夜中に目が覚めてしまうことが多いようです。ぐっすり眠るためには、入浴で体をあたためて、冷えをとり除くことが第一。そして心がリラックスすることも大切です。

改善法

ベッドに入る前にしっかり体をあたためて

寝る前には必ずおふろに入って体をあたためましょう。タイミングとしては、寝る1時間から30分前に上がるのがベスト。足が冷えて眠れないときは、足浴や湯たんぽ、ゆるめのソックスで足をあたためて。さらに腹巻きやネックウォーマー、ショールなどで体をあたためるとよく眠れます。また、寝る前にリラックスを心がけることも大事。照明は暗めにして、パソコンやスマホを見ないようにしてゆっくり過ごしましょう。

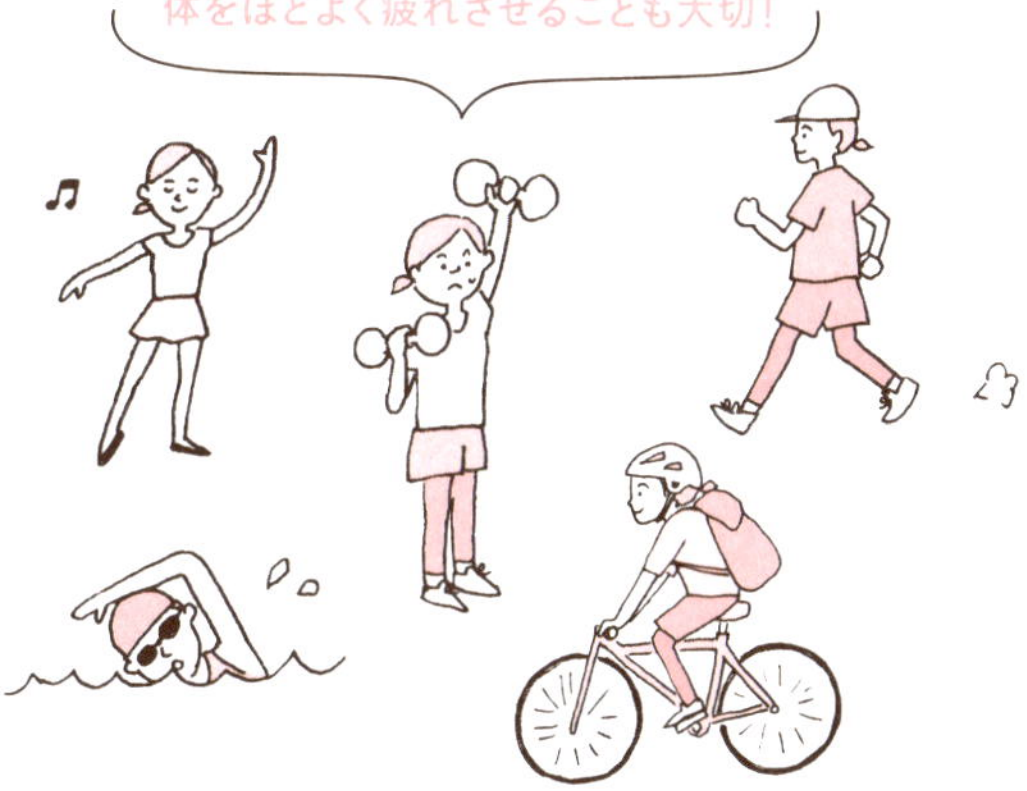
昼間はしっかり運動して、
体をほどよく疲れさせることも大切！

おすすめ漢方薬

抑うつ状態が原因なら「半夏厚朴湯《はんげこうぼくとう》」。瘀血があってイライラしているなら「加《か》味逍遙散《みしょうようさん》」。水毒の症状があるなら「苓桂朮甘湯《りょうけいじゅつかんとう》」など。

お悩み 7

妊娠しにくい

血のめぐりが悪いと妊娠しづらくなります

妊娠しにくい人の体の状態を見てみると、血液の流れが悪かったり、部分的に滞っていたり、漢方でいう「瘀血《おけつ》」の状態の人が多いもの。**瘀血を招くのは冷え。**特に下半身が冷えると、瘀血につながりやすくなります。卵巣嚢腫《らんそうのうしゅ》や卵巣チョコレート嚢胞《のうほう》といった婦人科系トラブルも瘀血によることが多く、ほうっておくと不妊の原因となります。また下半身の筋力不足や血行不良は、**足が冷えるのに上半身が熱いという「腎虚《じんきょ》」**を引き起こします。下半身の血流が悪いと、子宮や卵巣など下半身の臓器の働きもダウンするのです。

改善法

運動で足を動かして下半身の筋力をつけましょう

瘀血を解消し、生殖機能を高めるために有効なのが、常に下半身をあたためて血流をアップさせること。腹巻きや入浴、運動、しょうが紅茶でおなかをあたため、子宮や卵巣の血流を改善しましょう。下半身の臓器の働きをよくするには、運動をして下半身の筋力を鍛えることも大事。特に女性は筋肉量が少ないので、体に水をため込みやすく、血流が悪くなりがち。ウォーキングやスクワット、もも上げなどで足を動かしましょう。

亜鉛が多く含まれる
しじみ、あさり、カキなどの貝類は
ホルモンバランスをととのえます

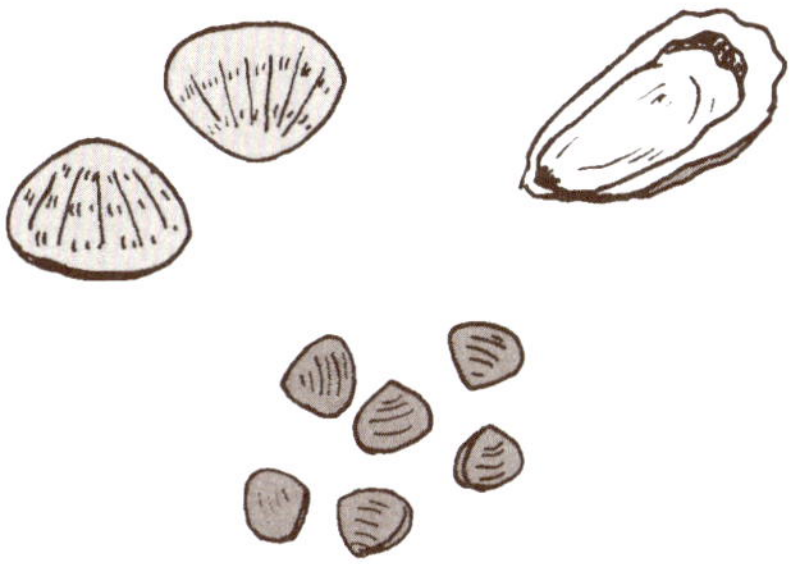

おすすめ漢方薬

体力のない人には「当帰芍薬散《とうきしゃくやくさん》」。体力のある人には「桂枝茯苓丸《けいしぶくりょうがん》」など。

お悩み 8

うつ

落ち込みやイライラは冷えとも深いかかわりが

なんだかやる気が出ない、ちょっとしたことでイライラする、眠れない、などの軽い「プチうつ」を感じる人がふえているようです。西洋医学では、うつは心の病とされていますが、漢方では「冷えの病」と考えられ、冷え性や虚弱体質の人がなりやすいとされています。実際、冬の時期や寒い地域、日照時間の短い国にうつが多いことからも、冷えと深くかかわりがあることがわかります。うつ改善には、体温を上げる生活が大事。あたたかい生活を送っていると、元気になっていきます。

改善法

体をあたためるとうつな気分もスッキリ

原因となるストレスをとり除く対策を考えつつ、しっかり体温を上げる生活を送りましょう。おふろにゆっくり入ったり、運動で体を動かしたりすると、疲れにくく、ストレスによるダメージを受けにくい体になります。また、カラオケで歌う、お笑いを見て笑う、腹式呼吸（p.38）を繰り返すなど、横隔膜を上下に動かすことも全身の血行をよくします。しょうがやしその葉など、気の流れをよくする食べ物をとるのもおすすめです。

おすすめ漢方薬

抑うつ状態には「半夏厚朴湯《はんげこうぼくとう》」「苓桂朮甘湯《りょうけいじゅつかんとう》」など。不安やイライラには「加《か》味逍遙散《みしょうようさん》」「桂枝加竜骨牡蠣湯《けいしかりゅうこつぼれいとう》」など。

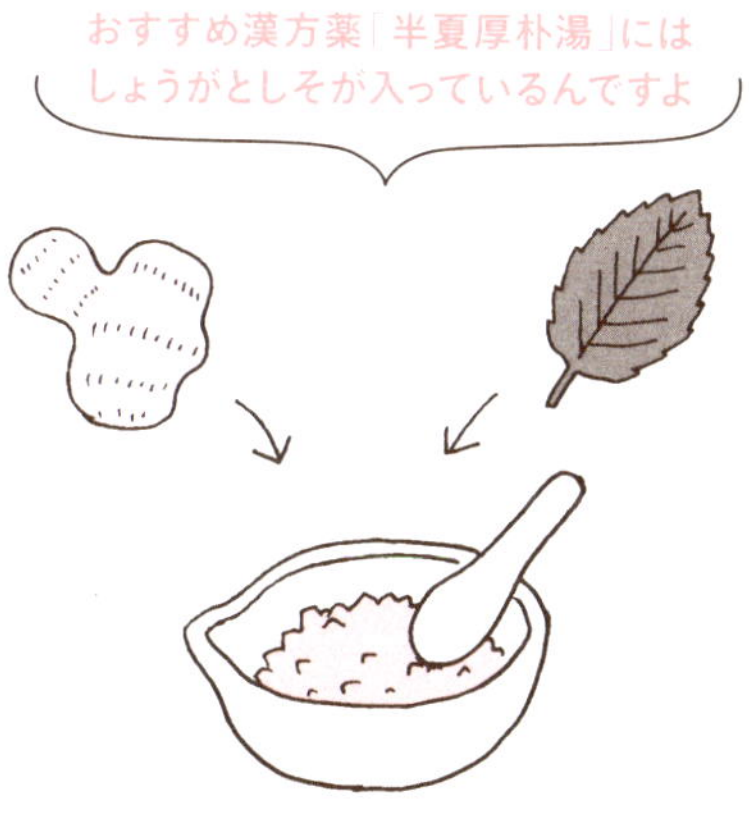
おすすめ漢方薬「半夏厚朴湯」には
しょうがとしそが入っているんですよ

キーワード別 Index

気になる　体のトラブル&

石原新菜（いしはら　にいな）

医師・イシハラクリニック副院長

1980年、長崎県生まれ。小学校2年生までスイスで過ごし、その後、高校卒業まで静岡県伊東市で育つ。2006年3月帝京大学医学部卒業後、同大学病院の研修医となる。父・石原結實のクリニックで主に漢方医学、自然療法、食事療法により、さまざまな病気の治療にあたっている。わかりやすい医学解説と親しみやすい人柄で人気があり、テレビやラジオ、雑誌などで幅広く活躍中。冷えやしょうがについての著書も多数。日本内科学会会員。日本東洋医学会会員。日本温泉気候物理医学会会員。二児の母。

Staff

ブックデザイン　GRiD
イラスト　tent.
撮影　園田昭彦、目黒
構成・文　池田純子
編集担当　志岐麻子（主婦の友社）

やせる、不調《ふちょう》が消《き》える
読《よ》む冷《ひ》えとり

2017年11月30日　第1刷発行

監　修　石原新菜
発行者　矢﨑謙三
発行所　株式会社主婦の友社
〒101-8911
東京都千代田区神田駿河台2-9
電話 03-5280-7537（編集）
電話 03-5280-7551（販売）
印刷所　大日本印刷株式会社

■本書の内容に関するお問い合わせ、
また、印刷・製本上の不良がございましたら、
主婦の友社（電話03-5280-7537）にご連絡ください。
■主婦の友社発行の書籍・ムックのご注文は、
お近くの書店か主婦の友社コールセンター（電話0120-916-892）まで。
＊お問い合わせ受付時間　月～金（祝日を除く）　9：30～17：30
主婦の友社ホームページ　http://www.shufunotomo.co.jp/

ISBN978-4-07-426710-1